Acerca de NCCN Guidelines for Patients®

NCCN National Comprehensive Cancer Network®

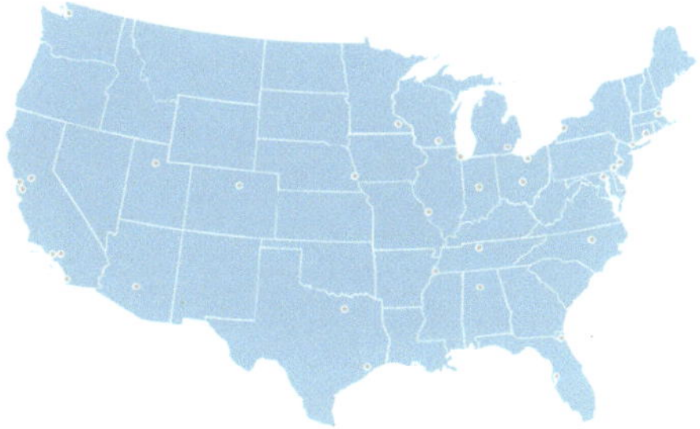

¿Sabía que los principales centros oncológicos de los Estados Unidos colaboran para mejorar la atención oncológica? Esta alianza de los principales centros oncológicos se denomina National Comprehensive Cancer Network® (NCCN®).

La atención oncológica está en cambio constante. NCCN elabora recomendaciones para la atención oncológica basadas en pruebas que utilizan los profesionales de atención médica de todo el mundo. Estas recomendaciones que se actualizan con frecuencia se denominan NCCN Clinical Practice Guidelines in Oncology (NCCN Guidelines®). NCCN Guidelines for Patients explican de manera sencilla estas recomendaciones de los expertos para las personas con cáncer y sus cuidadores.

Esta NCCN Guidelines for Patients se basa en NCCN Clinical Practice Guidelines in Oncology (NCCN Guidelines®) para linfomas de linfocitos B, Versión 2.2025, del 10 de febrero de 2025.

Ver NCCN Guidelines for Patients gratis en internet
NCCN.org/patientguidelines

Buscar un centro oncológico de NCCN cerca de usted
NCCN.org/cancercenters

Comuníquese con nosotros

Quiénes nos apoyan

NCCN Guidelines for Patients cuenta con el apoyo financiero de NCCN Foundation®

NCCN Foundation agradece profundamente a las siguientes empresas colaboradoras por hacer posible esta NCCN Guidelines for Patients: AstraZeneca; Genmab US, Inc.; Incyte Corporation; Kite, una empresa de Gilead, y Pfizer Inc.

NCCN adapta, actualiza y aloja de forma independiente la guía de NCCN Guidelines for Patients. Nuestras empresas colaboradoras no participan en la elaboración de esta NCCN Guidelines for Patients y no se responsabilizan del contenido ni las recomendaciones que se incluyen en la presente guía.

Para hacer una donación u obtener más información, visite la página web o envíe un correo electrónico.

NCCNFoundation.org/donate

PatientGuidelines@NCCN.org

Contenido

NCCN Foundation tiene como objetivo apoyar a los millones de pacientes y familias afectados por un diagnóstico de cáncer mediante la financiación y distribución de NCCN Guidelines for Patients. NCCN Foundation también se compromete a avanzar en los tratamientos contra el cáncer subsidiando a los médicos prometedores del país en el centro de innovación en cuanto a investigación del cáncer. Para obtener más detalles y acceder a la biblioteca completa de recursos para pacientes y cuidadores, visite NCCN.org/patients.

National Comprehensive Cancer Network (NCCN) y NCCN Foundation
3025 Chemical Road, Suite 100, Plymouth Meeting, PA 19462, EE. UU.

1

Acerca del LDCBG

El linfoma difuso de células B grandes (LDCBG) se desarrolla a partir de linfocitos, un tipo de glóbulo blanco. Es un tipo de cáncer de crecimiento rápido que afecta tejidos y órganos como la médula ósea, el bazo, el timo, los ganglios linfáticos, los vasos linfáticos y otras partes del cuerpo.

¿Qué es LDCBG?

El linfoma difuso de células B grandes (LDCBG) es el tipo más común de linfoma no hodgkiniano (LNH). El LNH surge en los linfocitos, un tipo de glóbulo blanco. En el LDCBG, los linfocitos de células B crecen sin control y forman tumores. Los tumores se encuentran comúnmente en los ganglios linfáticos, el bazo, el hígado, la médula ósea u otros tejidos y órganos. El LDCBG puede causar inflamación de los ganglios linfáticos. Los síntomas pueden incluir fiebre, sudoración nocturna, fatiga y pérdida de peso. Estos síntomas se conocen como síntomas B. No todas las personas tienen los mismos síntomas, y los tumores se pueden encontrar en cualquier parte del cuerpo.

¿Qué son los linfocitos?

Los glóbulos blancos (o leucocitos) incluyen granulocitos, monocitos y linfocitos. Un linfocito es un tipo de glóbulo blanco que ayuda a combatir y prevenir las infecciones. Los linfocitos se encuentran tanto en la sangre como en el tejido linfático y en todos los órganos del cuerpo. El tejido linfático incluye vasos y ganglios linfáticos. Los linfocitos normalmente se multiplican como respuesta a una infección o inflamación. Cuando se multiplican por sí solos sin una regulación adecuada, pueden convertirse en un linfoma.

Hay tres tipos principales de linfocitos:

- Los **linfocitos B** que producen anticuerpos. Un anticuerpo es una proteína que combate específicamente infecciones o células cancerosas y recluta otras partes del sistema inmunitario.
- Los **linfocitos T**, que ayudan a combatir las infecciones, destruir las células tumorales y controlar las respuestas inmunitarias.
- Los **linfocitos citolíticos naturales (NK)**, que pueden eliminar las células tumorales o infectadas con un virus.

El LDCBG se origina a partir de células B. Los linfocitos B maduran en las células plasmáticas, que producen anticuerpos que se utilizan para atacar bacterias, virus y toxinas invasoras. Las moléculas de anticuerpos se adhieren a los virus o bacterias invasores y los destruyen al reclutar a otros componentes del sistema inmunitario. El cáncer de células plasmáticas es el mieloma múltiple y no linfoma.

¿Qué es el sistema linfático?

El LDCBG afecta el sistema linfático. El sistema linfático es una parte importante del sistema inmunitario del cuerpo. Es una red de tejidos y órganos que combaten los gérmenes y que incluye la médula ósea, el bazo, el timo, los ganglios linfáticos y los vasos linfáticos.

Los vasos linfáticos son una red de tubos delgados que transportan líquido linfático (linfa) y glóbulos blancos a todos los tejidos del cuerpo. La linfa proporciona agua y alimento a las células. Los glóbulos blancos, como los linfocitos, ayudan a combatir infecciones y enfermedades.

A medida que la linfa viaja por todo el cuerpo, pasa a través de cientos de pequeñas estructuras en forma de frijol llamadas ganglios linfáticos. Los ganglios linfáticos generan células inmunitarias que ayudan al cuerpo a combatir las infecciones. También filtran el líquido linfático y eliminan materiales extraños como bacterias y células cancerosas.

Los ganglios linfáticos pueden agrandarse debido a infecciones, inflamaciones o cánceres. Muchos tipos de linfoma, incluido el LDCBG, provocan un agrandamiento indoloro de los ganglios linfáticos debido al crecimiento de las células cancerosas.

Sistema linfático

El sistema linfático es una parte del sistema inmunitario. Incluye los vasos linfáticos, los ganglios linfáticos, las amígdalas, el timo, el bazo y la médula ósea. La médula ósea es la principal productora de células sanguíneas, entre las que se encuentran los glóbulos blancos, los glóbulos rojos y las plaquetas.

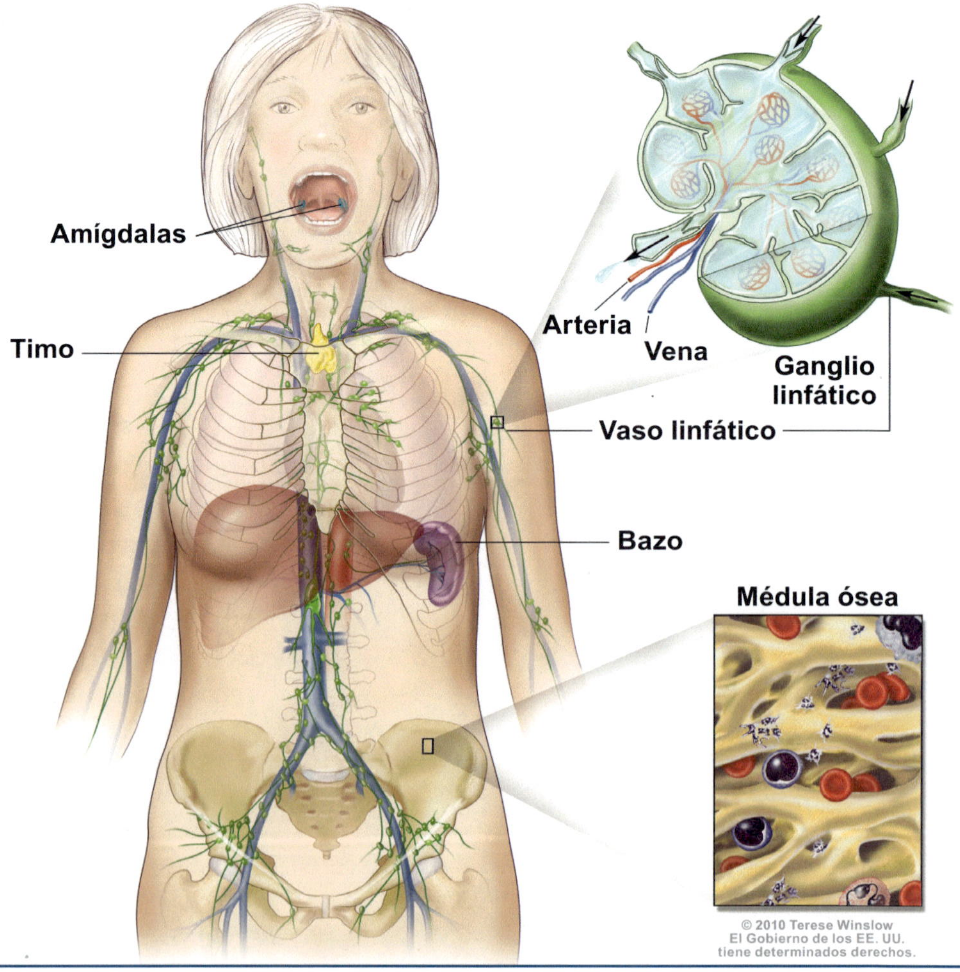

¿Qué se incluye en este libro?

Este libro está organizado en los siguientes capítulos:

Capítulo 2: Pruebas para el LDCBG presenta una descripción general de las pruebas que pueden realizarse y la función de los estudios genéticos y de mutaciones de biomarcadores.

Capítulo 3: Tipos de tratamiento ofrece una descripción general del tratamiento del LDCBG.

Capítulo 4: Tratamiento complementario describe qué es el tratamiento complementario y sus posibles efectos secundarios.

Capítulo 5: Estadios 1, 2, 3 y 4 analiza el tratamiento para el LDCBG según el estadio del cáncer.

Capítulo 6: Enfermedad recidivante o resistente analiza el tratamiento para el LDCBG que ha regresado o progresado durante el tratamiento.

Capítulo 7: Linfomas de células B grandes ALK positivos analiza el tratamiento de los linfomas de células B grandes con una mutación en el gen de la cinasa del linfoma anaplásico (ALK).

Capítulo 8: Linfomas primarios mediastínicos de células B grandes analiza el tratamiento del linfoma de células B grandes que se desarrolla en el área detrás del esternón llamada mediastino.

Capítulo 9: Linfomas de células B de alto grado analiza el tratamiento de tumores muy agresivos y de rápida división, como los que presentan características de alto riesgo o determinadas mutaciones y reordenamientos genéticos (*MYC* con *BCL2* o *MYC* con *BCL6*).

Por qué debería leer este libro

Tomar decisiones sobre la atención oncológica puede ser estresante. Es posible que tenga que tomar decisiones difíciles bajo presión sobre opciones complejas.

Las NCCN Guidelines for Patients son confiables tanto para los pacientes como para los proveedores de atención médica. En ellas, se explican con claridad las recomendaciones de atención actuales formuladas por respetados expertos en la materia. Las recomendaciones se basan en las investigaciones más recientes y prácticas de los mejores centros oncológicos.

La atención oncológica no es igual para todas las personas. Si sigue las recomendaciones de los expertos para su situación, tendrá más probabilidades de mejorar su atención y obtener mejores resultados. Utilice este libro como guía para encontrar la información que necesita para tomar decisiones importantes.

Capítulo 10: Linfomas mediastínicos de zona gris tienen características superpuestas del linfoma primario mediastínico de células B grandes (LPMCBG) y linfoma de Hodgkin (LH). En este capítulo, se analiza el tratamiento de los linfomas mediastínicos de zona gris (LMZG).

Capítulo 11: LDCBG cutáneo primario tipo pierna analiza el tratamiento de un tipo de LDCBG que provoca lesiones cutáneas.

Capítulo 12: Otros recursos proporcionan información sobre los grupos de apoyo para pacientes y dónde obtener ayuda.

¿Qué puede hacer para recibir la mejor atención?

Luche por usted mismo. Usted tiene un papel importante que desempeñar en su cuidado. En realidad, es más probable que obtenga la atención que desea si hace preguntas y toma decisiones compartidas con su equipo de atención médica. Considere la posibilidad de obtener la opinión de un especialista en LDCBG.

Las NCCN Guidelines for Patients le ayudarán a comprender los cuidados oncológicos. Con una mejor comprensión, estará más preparado para hablar de sus cuidados con su equipo y compartir sus inquietudes. Muchas personas se sienten más satisfechas cuando desempeñan un papel activo en su atención.

Es posible que no sepa qué preguntar a su equipo de atención médica. Eso es frecuente. Cada capítulo de este libro termina con una sección importante titulada Preguntas para hacer. Estas sugerencias de preguntas le ayudarán a obtener más información sobre todos los aspectos de su atención.

Dé el siguiente paso y siga leyendo para saber cuál es el mejor cuidado para usted.

¡Nos interesan sus comentarios!

Nuestro objetivo es brindar información útil y fácil de entender sobre el cáncer. Realice nuestra encuesta para decirnos qué hicimos bien y qué podríamos mejorar.
NCCN.org/patients/feedback

2

Pruebas para el LDCBG

Se deben realizar estudios precisos para diagnosticar y tratar el linfoma difuso de células B grandes (LDCBG). Este capítulo presenta una descripción general de los posibles estudios que puede realizarse y qué puede esperar.

Tipos de linfoma de células B grandes

Los linfomas de células B grandes (LCBG) se caracterizan por células B grandes y anormales, un tipo de glóbulo blanco. Hay muchos tipos de linfoma de células B grandes. El linfoma difuso de células B grandes (LDCBG) es solo uno de ellos. Se deben realizar estudios precisos para determinar el tipo de LCBG. Para obtener más información sobre los tipos de LCBG, **consulte la Guía 1**.

Guía 1
Tipos de linfoma de células B grandes (LCBG)

Linfoma difuso de células B grandes (LDCBG)	LCBG intravascular
LDCBG, no especificado de otra manera (LDCBG-NOS)	LDCBG asociado con la inflamación crónica
Linfoma de células B grandes (LCBG) ALK positivo	LDCBG asociado a la fibrina
Linfoma mediastínico de zona gris (LMZG)	LDCBG positivo para VEB, NOS
Linfoma primario mediastínico de células B grandes (LPMCBG)	LCBG rico en histiocitos y células T
LDCBG cutáneo primario tipo pierna (LDCBG-CP tipo pierna)	LCBG con reordenamiento de *IRF4/MUM1*
Linfoma de células B de alto grado (HGBL)	LCBG con aberración 11q/HGBL con aberraciones 11q
Linfomas de células B de alto grado, no especificados de otra manera (HGBL, NOS)	LDCBG derivado del linfoma folicular (LF) o linfoma de zona marginal (LZM)
HGBL con reordenamientos de MYC y *BCL6* (ICC)	LDCBG primario del sistema nervioso central
Linfoma folicular de grado 3B (FL3B)/FLBCL	Transformación de Richter (LDCBG derivado de leucemia linfocítica crónica)

Pruebas médicas generales

A continuación, se describen algunas pruebas médicas generales. Las pruebas utilizadas para la planificación del tratamiento se encuentran en la **Guía 2.**

Antecedentes médicos

Los antecedentes médicos son un registro de todos los problemas de salud y tratamientos que ha tenido durante su vida. Prepárese para enumerar las enfermedades o lesiones que ha tenido y cuándo ocurrieron. Lleve una lista de los medicamentos nuevos y antiguos e incluso los de venta libre, herbarios o los suplementos que

Guía 2 Pruebas para planificar el tratamiento
Biopsia y revisión anatomopatológica
Pruebas de biomarcadores con inmunofenotipificación y pruebas de mutación genética
Examen físico con especial atención a las zonas con los ganglios linfáticos, (inclusive el anillo de Waldeyer) así como al tamaño del hígado y del bazo
Estado funcional (EF)
Síntomas B (fiebre, sudoración nocturna abundante y pérdida de más del 10 % del peso corporal durante 6 meses)
Hemograma completo (HC) con fórmula leucocitaria, lactato deshidrogenasa (LDH), perfil metabólico completo (PMC), ácido úrico y análisis de hepatitis B
TEP/TC (preferido) o TC con contraste de tórax, abdomen y pelvis (T/A/P)
Pruebas cardíacas
Cálculo del Índice de pronóstico internacional (IPI) que predice la supervivencia general y libre de progresión del LDCBG en función de los factores de riesgo
Prueba de embarazo para las personas en edad de procrear si se administrará quimioterapia o radioterapia
Posible: • TC o RM de cabeza o cuello con contraste • Prueba de VIH • Prueba de hepatitis C • Microglobulina beta 2 • Punción lumbar para pacientes con riesgo de afectación del sistema nervioso central (SNC) • Biopsia de médula ósea con o sin aspiración • Debate sobre la preservación de la fertilidad

esté tomando. Algunos suplementos interactúan y afectan los medicamentos que su equipo de atención médica puede recetarle. Informe al equipo de atención médica sobre cualquier síntoma que tenga. Los antecedentes médicos, algunas veces llamados anamnesis, ayudan a determinar qué tratamiento es el mejor para usted.

Antecedentes familiares

El equipo de atención médica le preguntará sobre los antecedentes médicos de sus familiares consanguíneos. Esta información se llama antecedentes familiares. Pregunte a los miembros de ambos lados de su familia sobre problemas de salud como afecciones cardíacas, cáncer y diabetes, y a qué edad se los diagnosticaron. Es importante saber el tipo de cáncer específico o dónde comenzó el cáncer, si se encuentra en varios lugares y si se hicieron pruebas genéticas.

Examen físico

Durante un examen físico, el profesional de atención médica puede:

- Tomar la temperatura, la presión arterial, el pulso y el ritmo de su respiración.
- Controlar su altura y peso.
- Auscultar el corazón y los pulmones.
- Observar los ojos, los oídos, la nariz y la garganta.
- Palpar y aplicar presión en distintas partes del cuerpo para ver si los órganos tienen tamaño normal, están blandos o duros o si duelen cuando los toca.
- Palpar los ganglios linfáticos agrandados en el cuello, la axila y la ingle.

Fertilidad (todos los sexos)

El tratamiento dirigido y otras formas de tratamiento sistémico (farmacológico) pueden afectar a la fertilidad o a la capacidad para tener hijos. Si cree que desea tener hijos en el futuro, consulte a su equipo de atención médica la forma en que el cáncer y su tratamiento podrían afectar su fertilidad.

La preservación de la fertilidad consiste en dejar sus opciones abiertas, ya sea que sepa que desea tener hijos más adelante o que no tenga la certeza en este momento. Los especialistas en fertilidad y reproducción pueden ayudarle a decidir qué es lo mejor para su situación.

Puede encontrar más información sobre la preservación de la fertilidad en *NCCN Guidelines for Patients: Cáncer en adolescentes y adultos jóvenes* en NCCN.org/patientguidelines y en la aplicación NCCN Patient Guides for Cancer.

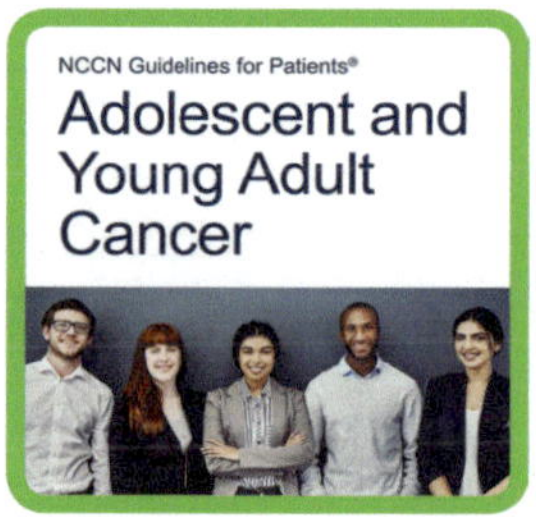

Cambios en la fertilidad

El tratamiento puede hacer que su fertilidad se vea alterada o interrumpida de manera temporal o permanente. Esta pérdida de la fertilidad se relaciona con su edad en el momento de recibir el diagnóstico, además de los tipos, la dosis y la duración del tratamiento. Hable con su equipo de atención médica sobre sus preocupaciones y si está planeando un embarazo.

Prevenir el embarazo durante el tratamiento

El cáncer y el tratamiento del cáncer pueden afectar los ovarios y dañar los espermatozoides. Si queda embarazada durante la quimioterapia, la radioterapia u otros tipos de tratamiento sistémico, pueden producirse defectos congénitos graves. Hable con su equipo de atención médica sobre la prevención del embarazo durante el tratamiento del cáncer. Puede que sea recomendable utilizar un método hormonal de control de la natalidad o que no lo sea, por lo que le recomendamos consultar a su médico acerca de las opciones con que cuenta, como dispositivos intrauterinos (DIU) y métodos de barrera. Los tipos de métodos de barrera incluyen condones, diafragmas, capuchones cervicales y esponja anticonceptiva.

Estado funcional

El estado funcional (EF) es el nivel general de aptitud física de una persona y su capacidad para realizar tareas de la vida diaria. Su estado de salud general se calificará mediante una escala de estado funcional llamada índice de Eastern Cooperative Oncology Group (ECOG) o Karnofsky Performance Status (KPS). El estado funcional (EF) es un factor que se tiene en cuenta al elegir un plan de tratamiento para garantizar que los tratamientos que le recomienda su médico sean seguros para usted. Sus preferencias sobre el tratamiento siempre son importantes.

Análisis de sangre

Los análisis de sangre comprueban si hay signos de la enfermedad y el funcionamiento de los órganos. Se necesita una muestra de sangre, que se extrae con una aguja que se introduce en una vena del brazo. Prepárese para que le hagan muchos análisis de sangre durante el tratamiento y la recuperación del LDCBG a fin de verificar los resultados del tratamiento, la cantidad de glóbulos y la salud de órganos como el hígado y los riñones.

En este capítulo, puede encontrar información sobre las posibles pruebas y procedimientos. No es necesario que sepa qué significan todas estas pruebas. Puede omitir la información que no le interese.

A continuación, se describen los posibles análisis de sangre. Se enumeran en orden alfabético, pero no en orden de importancia.

Hemograma completo y fórmula leucocitaria

El hemograma completo (HC) mide los niveles de glóbulos rojos, glóbulos blancos y plaquetas en la sangre. Este análisis es una prueba clave que brinda una imagen de su salud general. La fórmula leucocitaria cuenta la cantidad de cada tipo de glóbulo blanco (neutrófilos, linfocitos, monocitos, eosinófilos y basófilos). Además, verifica si las cantidades están equilibradas entre sí. Es probable que el médico preste más atención al recuento total de glóbulos blancos, el recuento de neutrófilos, la hemoglobina y las plaquetas.

Perfil metabólico completo

El perfil metabólico completo (PMC) mide sustancias de la sangre. Proporciona información importante sobre el funcionamiento de sus riñones e hígado, entre otras cosas.

Creatinina

La creatinina es un desecho generado por los músculos. Cada persona genera una cantidad fija de creatinina todos los días según la cantidad de músculo que tenga. Se filtra de la sangre por los riñones. El nivel de creatinina en la sangre indica qué tan bien están funcionando los riñones. Tener niveles más altos de creatinina significa que los riñones no funcionan tan bien como cuando se tienen niveles más bajos.

Electrolitos

Los electrolitos ayudan a trasladar los nutrientes hacia las células y a retirar los desechos de ellas. Los electrolitos son iones o partículas con cargas eléctricas que ayudan a que los nervios, los músculos, el corazón y el cerebro funcionen como deberían. El cuerpo necesita electrolitos para funcionar correctamente.

Hepatitis B y C

La hepatitis B (VHB) y la hepatitis C (VHC) son tipos de infecciones por virus que afectan al hígado. Un análisis de sangre de hepatitis mostrará si tuvo esta enfermedad en el pasado o si la tiene en la actualidad. Algunos tratamientos para el cáncer pueden despertar (o reactivar) el virus. Si sucede esto, se puede dañar el hígado.

VIH

El virus de la inmunodeficiencia humana (VIH) debilita el sistema inmunitario, lo que incrementa el riesgo de muchos tipos de cáncer, y puede causar el síndrome de inmunodeficiencia adquirida (SIDA). La prueba de anticuerpos contra el VIH busca anticuerpos contra el VIH en una muestra de sangre. Es importante que el médico sepa si alguna vez se ha infectado con el VIH. Se recomienda la prueba de detección de VIH para las personas con un nuevo diagnóstico de linfoma.

Los estudios llevan tiempo. Los resultados de los estudios pueden tardar días o semanas en llegar.

Tipificación de HLA

El antígeno leucocitario humano (HLA) es una proteína que se encuentra en la superficie de la mayoría de las células. Desempeña un papel importante en la respuesta inmunitaria de su cuerpo. Los HLA son únicos para cada persona. Marcan las células de su cuerpo. El cuerpo detecta estos marcadores que indican que células son suyas. En otras palabras, todas sus células tienen el mismo conjunto de HLA, denominado tipo de HLA o tipo de tejido.

La tipificación de HLA es una prueba de sangre que detecta el tipo de HLA de la persona. Esta prueba solo se le realiza al donante antes de un trasplante (alogénico) de células hematopoyéticas (TCH). Un TCH no es común en LDCBG. Para encontrar un donante compatible, se compararán las proteínas con las del donante para ver cuántas de ellas son iguales. En primer lugar, se analizarán sus muestras de sangre o tejidos y las de sus familiares consanguíneos.

Lactato deshidrogenasa

La lactato deshidrogenasa (LDH) o deshidrogenasa del ácido láctico es una enzima que se encuentra en la mayoría de las células. Las células que mueren liberan LDH en la sangre. Las células de rápido crecimiento, como las células tumorales, también liberan LDH. Las células de rápido crecimiento también liberan LDH y causan niveles elevados de esta proteína en la sangre.

Prueba de embarazo

Si el tratamiento planeado podría afectar el embarazo, a quienes puedan quedar embarazadas se les entregará una prueba de embarazo antes de comenzar el tratamiento.

EFPS

La electroforesis de proteínas séricas (EFPS) examina proteínas específicas en la sangre llamadas globulinas, que pueden aumentar en ciertas afecciones.

Ácido úrico

El ácido úrico es liberado por las células cuando el ADN se descompone. Es un producto de desecho normal que se disuelve en la sangre y se filtra a través de los riñones donde se expulsa del cuerpo en forma de orina. El nivel excesivo de ácido úrico en el cuerpo se denomina hiperuricemia. Con el LDCBG, puede ser causado por un recambio rápido de células de linfoma. Un nivel alto de ácido úrico podría ser un efecto secundario de la quimioterapia o la radioterapia. Los niveles muy elevados de ácido úrico en la sangre pueden dañar los riñones.

Biopsia

Una biopsia es la extracción de tejido o líquido para analizarlo. Es una parte importante para realizar un diagnóstico preciso del linfoma. La muestra debe ser analizada por un anatomopatólogo experto en el diagnóstico de linfoma. El anatomopatólogo observará el aspecto general, el tamaño, la forma y el tipo de las células. Este análisis suele denominarse análisis histológico, histopatológico o hematopatológico. Se realizarán pruebas con las células obtenidas por biopsia. Consulte sobre los resultados de su biopsia y qué significan para su tratamiento.

"Tuve mucha suerte de encontrar un oncólogo y un equipo de atención médica expertos con quienes pude hablar con franqueza y honestidad durante y después del tratamiento. Esto dio lugar a una toma de decisiones compartida sobre mi atención. Gracias a ello estoy aquí 35 años después".

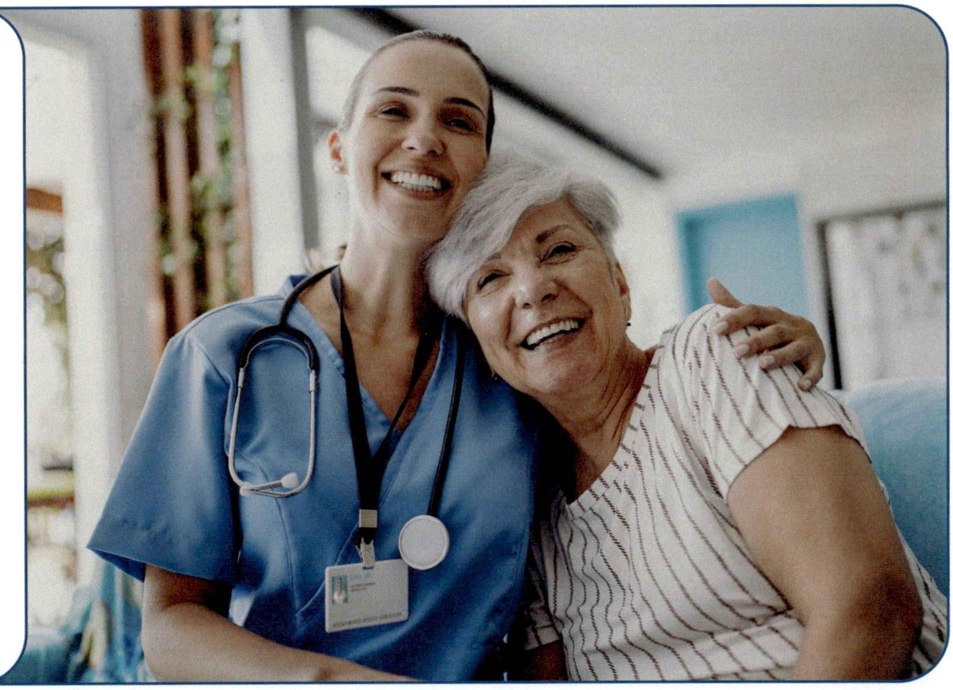

Los tipos de biopsias posibles incluyen los siguientes:

- La **aspiración con aguja fina (AAF) y biopsia por punción con aguja gruesa (CB)** utilizan agujas de diferentes tamaños para extraer una muestra de tejido o líquido.
- La **biopsia por incisión** extrae una pequeña cantidad de tejido a través de un corte en la piel o en el cuerpo.
- La **biopsia por escisión** extrae el tumor entero a través de un corte en la piel o en el cuerpo.
- La **biopsia de ganglios linfáticos** toma tejido de un ganglio linfático.

La biopsia generalmente se realiza con otros métodos de laboratorio para diagnosticar con precisión el tipo de LDCBG. Cuando es posible, se prefieren las muestras de tejido de mayor tamaño que se obtienen mediante biopsias excisionales, incisionales o de ganglios linfáticos para diagnosticar el LDCBG.

Biopsia de ganglios linfáticos

Puede ser necesario realizar una biopsia de ganglios linfáticos para el diagnóstico del LDCBG. Los ganglios linfáticos suelen ser demasiado pequeños como para un examen visual o mediante palpación. A veces, los ganglios linfáticos pueden sentirse hinchados, agrandados, duros al tacto o no se mueven cuando se los empuja (fijos o inmóviles). Se puede realizar una biopsia de ganglios linfáticos mediante un procedimiento de biopsia con aguja o como una pequeña cirugía para extirpar (resecar) un ganglio linfático.

Análisis de médula ósea

En ciertos casos, se pueden realizar análisis de médula ósea. Hay dos tipos de análisis de médula ósea que suelen realizarse al mismo tiempo:

- Aspiración de médula ósea
- Biopsia de médula ósea

La aspiración y la biopsia de médula ósea son procedimientos que se realizan en el consultorio. No es una cirugía ni requiere el uso de un quirófano. El equipo de atención médica tratará de que sienta la mayor comodidad posible durante el procedimiento. Normalmente, las muestras se toman de la parte posterior del hueso de la cadera (pelvis). Es probable que deba acostarse boca abajo o de costado. Para la aspiración, se introduce una aguja hueca en el hueso a través de la piel. La médula ósea líquida se extrae con una jeringa. Para la biopsia, se usa una aguja más ancha a fin de extraer un pequeño trocito de hueso. Puede sentir dolor en el hueso de la cadera durante algunos días. Pueden aparecer moretones en la piel.

Inmunofenotipificación

La inmunofenotipificación es un proceso que utiliza anticuerpos para detectar la presencia o ausencia de ciertos antígenos. Los antígenos son proteínas o marcadores que se pueden encontrar en la superficie o dentro de todas las células, inclusive los glóbulos blancos. Las agrupaciones específicas de antígenos son normales. Sin embargo, algunos patrones específicos de antígenos, llamados inmunofenotipo, se encuentran en las células anormales, incluso en las del linfoma no hodgkiniano (LNH) y en el LDCBG.

La inmunofenotipificación se puede realizar mediante técnicas especializadas llamadas citometría de flujo o inmunohistoquímica.

Estas técnicas se utilizan para distinguir el LDCBG de otros tipos de linfoma. El inmunofenotipo puede cambiar a medida que avanza el cáncer.

La inmunofenotipificación se utiliza para respaldar el diagnóstico. Sin embargo, el diagnóstico preciso requiere que un anatomopatólogo capacitado examine el tejido para detectar células anormales observadas al microscopio. Es posible que se necesiten más pruebas para establecer un subtipo.

El LDCBG se divide en dos categorías amplias:

- Células B de centro germinal (GCB)
- No GCB

La inmunofenotipificación se utiliza para establecer el diagnóstico y el origen de GCB frente a no GCB. **Consulte la Guía 3**.

Citometría de flujo

La citometría de flujo es un método de laboratorio que se utiliza para detectar, identificar y contar células específicas. La citometría de flujo implica teñir las células con un tinte sensible a la luz. Las células teñidas se pasan a través de un haz de luz en una máquina. La máquina mide la cantidad de células y aspectos como el tamaño y la forma de las células.

La citometría de flujo se puede usar en células de sangre circulante (periférica) o en una muestra de aspiración de médula ósea. El hemograma puede contar la cantidad de glóbulos blancos, pero no puede detectar las diferencias sutiles entre los distintos tipos de cáncer de la sangre. La citometría de flujo puede detectar esas sutiles diferencias. La citometría de flujo se usa más comúnmente para identificar marcadores en las células, particularmente en el sistema inmunitario (llamado inmunofenotipificación).

Guía 3
Pruebas para diagnosticar el LDCBG

Necesarias	• Biopsia con análisis hematopatológico • Panel de inmunohistoquímica (IHQ): CD3, CD20, CD10, CD21, BCL2, BCL6, IRF4/MUM1 y MYC con o sin análisis de marcadores de superficie celular por citometría de flujo: kappa/lambda, CD3, CD5, CD19, CD10, CD20 y CD45 • Cariotipo o hibridación fluorescente *in situ* (FISH) para *MYC* • FISH para reordenamientos de *BCL2* y *BCL6* si es *MYC* positivo
En algunos casos	• Estudios de IHQ adicionales para determinar el subtipo de LCBG: ciclina D1, kappa/lambda, CD5, CD30, CD45, CD138, cinasa del linfoma anaplásico (ALK), virus del herpes humano tipo 8 (HHV8), SOX11 y Ki-67 • Hibridación *in situ* de la región codificante de Epstein-Barr (EBER-ISH) • Cariotipo o FISH para reordenamientos de *IRF4/MUM1* • Panel de linfoma por secuenciación de la próxima generación (NGS)

Inmunohistoquímica

La inmunohistoquímica (IHQ) es un proceso de tinción especial que implica incorporar marcadores químicos a las células. Luego, las células se estudian con un microscopio. La IHQ detecta el inmunofenotipo de las células de una biopsia o muestra de tejido.

Pruebas para detectar biomarcadores de LDCBG y cambios genéticos

Los estudios genéticos y de biomarcadores se utilizan para tener más información sobre su tipo de LDCBG, para guiar el tratamiento y para determinar la trayectoria probable que tomará su cáncer (pronóstico). Este estudio genético es diferente del análisis genético de antecedentes familiares o el de riesgo de cáncer. Este estudio detecta cambios solo en las células de LDCBG que se han desarrollado con el paso del tiempo y no los cambios en el resto de las células del cuerpo. Algunas veces, también se llaman estudios moleculares, perfiles tumorales, perfiles de expresión genética o pruebas genómicas.

Dentro de nuestras células, hay moléculas de ADN (ácido desoxirribonucleico). Estas moléculas están muy comprimidas en lo que se conoce como un cromosoma. Los cromosomas contienen la mayor parte de la información genética de la célula. Las células humanas normales contienen 23 pares de cromosomas para un total de 46 cromosomas. Cada cromosoma contiene miles de genes. Los genes son instrucciones codificadas para las proteínas producidas por las células. Una mutación se produce cuando algo sale mal en el código genético. Las proteínas se escriben de la siguiente manera: BCL6. Los genes se escriben en cursiva de la siguiente manera: *BCL6*. Cuando se encuentra (expresa) un gen o una proteína, se muestra con un signo más (+) de la siguiente

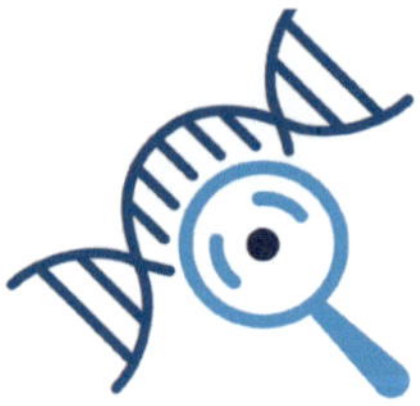

Cambios genéticos del LDCBG

Los genes y cromosomas de las células del LDCBG pueden presentar cambios. Las pruebas de mutaciones detectan estos cambios o anomalías que son exclusivos de las células del LDCBG. Ejemplos de tales cambios son la supresión, inversión, inserción, amplificación, translocación (reordenamiento) y mutación puntual.

- **Amplificación:** cuando aumenta parte o todo el cromosoma o gen (por ejemplo, se duplica).
- **Supresión:** cuando se pierde todo o parte de un cromosoma o gen.
- **Inserción:** cuando se incluye una parte nueva de un cromosoma o gen.
- **Inversión:** cambio de partes dentro de un cromosoma.
- **Mutación puntual:** cuando cambia parte de un gen.
- **Translocación de un cromosoma y reordenamiento del gen:** cambio de partes entre dos cromosomas. Cuando se describe a nivel del cromosoma, se llama translocación. Cuando se describe a nivel del gen, se llama reordenamiento.

manera: CD10+. Cuando no se ha encontrado un gen o una proteína, se escribe con un signo menos (-) de la siguiente manera: CD10-.

Las células del LDCBG a veces tienen cambios en los genes y cromosomas que se pueden observar bajo el microscopio o se pueden encontrar con otras pruebas.

- Estudiar las células del linfoma permite reunir información específica sobre su linfoma para orientar el tratamiento.

Prueba de marcadores tumorales de microglobulina beta 2

La microglobulina beta 2 (B2M) es una proteína que se puede encontrar en la sangre, la orina o el líquido cefalorraquídeo (LCR). La B2M es un tipo de marcador tumoral. Los marcadores tumorales son sustancias producidas por células cancerosas o por células normales en respuesta al cáncer en el cuerpo.

Hibridación *in situ* del virus de Epstein-Barr

La hibridación *in situ* de la región de codificación de Epstein-Barr (EBER) (EBER-ISH) se utiliza para detectar el virus de Epstein-Barr (VEB) en muestras de tejido. En ocasiones, el VEB puede encontrarse en pacientes con LDCBG. Esta prueba puede ayudar a determinar el subtipo de LDCBG.

Prueba de mutación tumoral del gen del LDCBG

Se puede utilizar una muestra de sangre o de médula ósea para determinar si las células cancerosas del LDCBG tienen mutaciones específicas. Los ganglios linfáticos y otros tejidos también pueden analizarse para detectar mutaciones. Los tratamientos específicos se pueden enfocar en algunas mutaciones. Esto es distinto de las pruebas genéticas para las mutaciones que puede haber heredado de sus padres biológicos.

Las pruebas de mutaciones incluyen pruebas de genes o sus productos (proteínas). Con el tiempo, es posible que se presenten nuevas mutaciones sutiles y resistentes a los medicamentos. Las mutaciones también pueden ocurrir durante el tratamiento. Las pruebas de mutaciones se realizan para detectar estas nuevas mutaciones. Algunas mutaciones producen resistencia a ciertos tratamientos dirigidos. Hay muchas mutaciones posibles.

Reordenamientos genéticos

En los reordenamientos genéticos, se desprende parte de un gen y se une a otro para crear un nuevo gen. Cuando una célula se divide muchas veces, todo el grupo de células se denomina clonal o clonalidad. En los reordenamientos clonales, los mismos reordenamientos genéticos se encuentran en un grupo de células cancerosas.

- Los reordenamientos genéticos de *MYC, BCL2* y *BCL6* suelen encontrarse en el LDCBG.

MYC

El gen *MYC* (protooncogén) se encuentra en el cromosoma 8. Por lo general, un reordenamiento del gen *MYC* (*MYC*-R) se encuentra con un reordenamiento genético de *BCL2* o *BCL6.*

BCL2

El gen *BCL2* (linfoma 2 de células B) se encuentra en el cromosoma 18. La transferencia del gen *BCL2* a un cromosoma diferente hace que la proteína BCL2 se produzca en mayores cantidades, lo que puede evitar que las células cancerosas mueran.

BCL6

El gen *BCL6* (linfoma 6 de células B) se encuentra en el cromosoma 3. El reordenamiento de *BCL6* es la anomalía cromosómica más frecuente en el LDCBG.

Supresiones

Cuando se pierde parte de un cromosoma, se llama supresión. Por ejemplo, en del(7q), se perdió la parte "q" del cromosoma 7 (supresión). En algunos tipos de linfomas difusos de células B grandes, se pueden encontrar supresiones cromosómicas específicas, pero también se pueden encontrar en otros trastornos y tipos de cáncer de la sangre.

FISH

La hibridación fluorescente *in situ* (FISH) es un método en el que se utilizan unos tintes especiales llamados sondas que se adhieren a partes del ADN. Dado que esta prueba no necesita células en crecimiento, se puede realizar en una muestra de médula ósea o de sangre.

Con FISH, se pueden encontrar translocaciones que son demasiado pequeñas para ser vistas con otros métodos. La translocación se produce cuando partes de dos cromosomas se intercambian entre sí. Sin embargo, el método FISH solo se puede usar para cambios conocidos. No puede detectar todos los cambios posibles que se encuentran dentro de los cromosomas y genes. Por ejemplo, el método FISH se utiliza para detectar reordenamientos genéticos de *MYC*, *BCL2* y *BCL6*.

Cariotipo

Un cariotipo es una imagen de los cromosomas. Las células humanas normales contienen 23 pares de cromosomas para un total de 46 cromosomas. El cariotipo mostrará piezas de cromosomas adicionales, faltantes, reorganizadas o anormales. Como el cariotipo requiere células en crecimiento, se debe usar una muestra de médula ósea o sangre.

Cariotipo

Un cariotipo es una imagen de sus cromosomas. El estudio de los cromosomas se denomina citogenética.

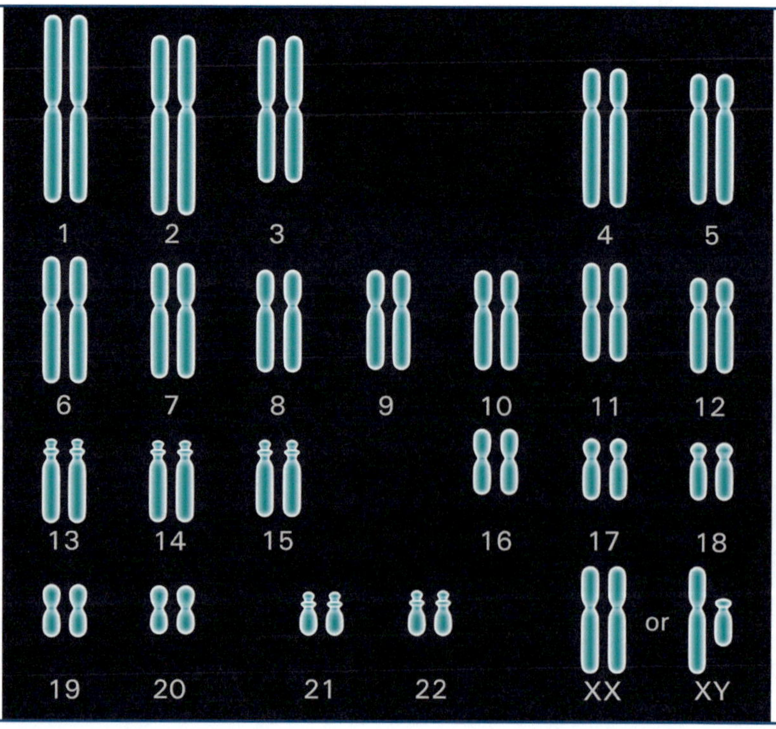

Translocaciones

La translocación es un cambio de partes entre dos cromosomas. Una translocación entre los cromosomas 11 y 18 se escribe t(11;18). Las translocaciones específicas pueden ayudar a distinguir entre distintos trastornos y tipos de cáncer de la sangre.

PCR

La reacción en cadena de la polimerasa (PCR) es una técnica que puede producir millones o miles de millones de copias de su ADN o ARN (información genética). La PCR es muy sensible. Puede encontrar una célula anormal entre más de 100 000 células normales. Estas copias denominadas productos de PCR podrían utilizarse para la NGS. Esto es importante cuando se realizan estudios para evaluar la respuesta al tratamiento o la remisión.

Hibridación genómica comparativa

La hibridación genómica comparativa (HGC) es una técnica que compara muestras de ADN de tejido normal y tejido tumoral. Se utiliza para detectar cromosomas anormales.

Secuenciación de alto rendimiento

La secuenciación de alto rendimiento (SAR) es capaz de secuenciar cientos de millones de moléculas de ADN a la vez.

Secuenciación de la próxima generación

La secuenciación de la próxima generación (NGS) es un método utilizado para determinar una parte de la secuencia de ADN de una persona. Indica si un gen tiene mutaciones que puedan afectar su funcionamiento. La NGS observa el gen de manera más detallada que los demás métodos y puede encontrar mutaciones que los demás métodos podrían pasar por alto.

Pruebas genéticas de riesgos de cáncer

Las pruebas genéticas de riesgos de cáncer se realizan con sangre o saliva (que se recoge en un recipiente o con un hisopo por el interior de la mejilla). El objetivo consiste en buscar mutaciones genéticas heredadas de sus padres biológicos, llamadas mutaciones de la estirpe germinal. Algunas mutaciones pueden ponerlo en riesgo de tener más de un tipo de cáncer. También puede transmitir estos genes a sus hijos. Además, los familiares pueden ser portadores de estas mutaciones. Informe a su equipo de atención médica si tiene antecedentes familiares de cáncer.

Estudios de diagnóstico por imágenes

En los estudios de diagnóstico por imágenes, se toman fotografías del interior del cuerpo para detectar depósitos de cáncer. Un radiólogo, experto que interpreta los estudios de diagnóstico por imágenes de los estudios, redactará un informe y se lo enviará a su médico. Usted podría acceder a estos informes a través del portal para pacientes o del sistema de acceso para pacientes, pero espere a conversar con su equipo de atención médica sobre estos resultados.

Medio de contraste

Los medios de contraste son sustancias que ayudan a realzar y mejorar las imágenes de varios órganos y estructuras en el cuerpo. Se usan para que las imágenes sean más claras. Los tipos de medios de contraste varían y son diferentes para la TC y la RM. No todos los estudios de diagnóstico por imágenes requieren medios de contraste, pero muchos sí.

Avise al equipo de atención médica si ha tenido reacciones alérgicas al medio de contraste en el pasado. Esto es importante. Es posible que le administren medicamentos para evitar los efectos de dichas alergias. Es posible que no se utilice el medio de contraste si tiene una alergia grave o si sus riñones no funcionan bien.

TC

Una exploración por tomografía computarizada (TC o TAC) usa rayos X y tecnología para tomar imágenes del interior del cuerpo. Toma varias radiografías de la misma parte del cuerpo desde distintos ángulos. Todas las imágenes se combinan para hacer una imagen detallada. La TC de cabeza, cuello, tórax, abdomen y pelvis se puede utilizar como prueba para detectar el cáncer. En la mayoría de los casos, se utilizará un medio de contraste.

RM

La exploración por resonancia magnética (RM) usa ondas sonoras e imanes potentes para tomar fotografías del interior del cuerpo. No se utilizan rayos X. Debido a los imanes muy potentes que se utilizan en el aparato de RM, informe al técnico si tiene algún metal en su cuerpo. Durante la prueba, es probable que se le pida que contenga la respiración durante 10 o 20 segundos mientras el técnico toma las imágenes. Suele usarse un medio de contraste.

El resonador magnético cerrado tiene un diseño de cápsula en la que el imán rodea a la persona. El espacio es pequeño y cerrado. El resonador magnético abierto tiene un imán en la parte superior y en la inferior, lo que permite que haya una abertura en cada extremo. Los resonadores cerrados son más comunes que los abiertos. Por lo tanto, si tiene claustrofobia (miedo a los espacios cerrados), asegúrese de hablar con su equipo de atención médica sobre ello.

Exploración por TEP

En la TEP (tomografía por emisión de positrones) se utiliza un fármaco radiactivo llamado radiomarcador. El radiomarcador es una sustancia que se inyecta en una vena para ver en qué lugar del cuerpo se encuentran las células cancerosas y cuánto azúcar consumen. Esto da una idea de la rapidez del crecimiento de las células cancerosas.

Punción lumbar

La punción lumbar es un procedimiento mediante el que se extrae líquido cefalorraquídeo.

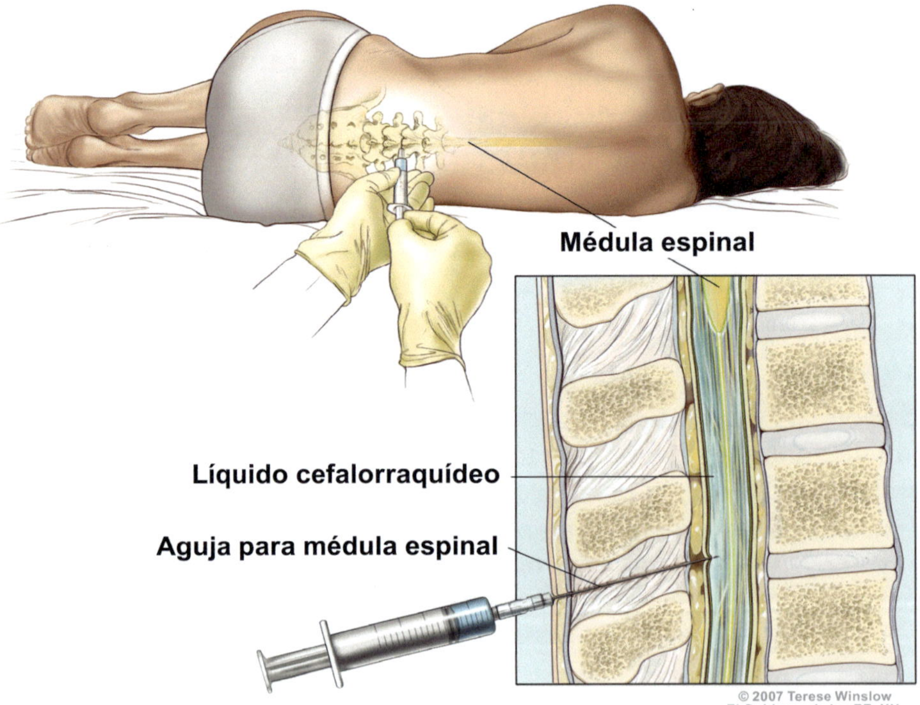

Las células cancerosas aparecen como puntos brillantes en las exploraciones por TEP. Sin embargo, no todos los tumores aparecerán en una exploración por TEP. Además, no todos los puntos brillantes detectados en la exploración por TEP son cáncer. Es normal que el cerebro, el corazón, los riñones y la vejiga se vean brillantes en la TEP. La inflamación o la infección también pueden verse como un punto brillante. Cuando la exploración por TEP se combina con una TC se llama exploración por TEP/TC. Una TEP-FDG/TC utiliza un radiomarcador llamado fluorodesoxiglucosa (FDG). Se le pedirá que no coma (ayune) durante varias horas antes de la exploración. Podrá comer y beber con normalidad una vez finalizada la prueba.

Ecografía escrotal

En ocasiones, el LDCBG se puede encontrar en los testículos. La ecografía escrotal utiliza ondas sonoras para generar imágenes del escroto. El escroto es la bolsa de piel en la base del pene que contiene los testículos.

Punción lumbar

El linfoma puede llegar al líquido que rodea la columna vertebral o el cerebro. Esto puede causar síntomas como dolor de cabeza, dolor de cuello y sensibilidad a la luz. Para determinar si existen células de linfoma en el sistema nervioso central (SNC), es necesario tomar una muestra de líquido cefalorraquídeo y analizarla. La punción lumbar (PL) es un procedimiento mediante el cual se extrae líquido cefalorraquídeo. También conocida como punción de la médula espinal. También se puede utilizar una punción lumbar para inyectar fármacos contra el cáncer en el líquido cefalorraquídeo. Esto se llama quimioterapia intratecal (IT). Cuando el tratamiento sistémico y la terapia IT se administran juntos para prevenir la enfermedad del SNC, se denomina profilaxis del SNC.

Pruebas cardíacas

Las pruebas cardíacas o del corazón se realizan para evaluar qué tan bien funciona el corazón. Estas pruebas se realizan antes del inicio del tratamiento y pueden utilizarse para controlar sus efectos secundarios. Es posible que se realice la derivación a un especialista en corazón llamado cardiólogo.

Electrocardiograma

Un electrocardiograma (ECG) muestra los cambios eléctricos del corazón. Revela información sobre la frecuencia y el ritmo cardíacos. El intervalo QT corregido prolongado (o QTc) ocurre cuando el músculo cardíaco tarda más de lo normal en recargarse entre latidos. Ciertos tratamientos pueden causar un QTc prolongado. Si el QTc se prolonga demasiado, puede causar ritmos cardíacos peligrosos.

Ecocardiograma

El ecocardiograma (o eco) utiliza ondas sonoras para generar imágenes. Es un tipo de ecografía. En esta prueba, se colocarán pequeños electrodos en el pecho para registrar los latidos del corazón. A continuación, se deslizará una varilla con gel en la punta por una parte del pecho desnudo. En la pantalla, se verá una imagen del corazón latiendo. Las imágenes se grabarán para verlas más adelante.

Un ecocardiograma muestra la estructura (válvulas y grosor del músculo) y la función del corazón (o fracción de eyección). La fracción de eyección es la cantidad de sangre bombeada desde el lado izquierdo del corazón cada vez que late. Si la cantidad de sangre que se bombea desde el lado izquierdo del corazón es más baja de lo normal, hay una disminución de la función cardíaca.

Puntos clave

- En el linfoma difuso de células B grandes (LDCBG), los tumores de linfocitos de células B grandes de rápido crecimiento, un tipo de glóbulo blanco, suelen encontrarse en los ganglios linfáticos, el bazo, el hígado, la médula ósea u otros tejidos y órganos.
- Una biopsia es la extracción de tejido o líquido para analizarlo. Es una parte importante para realizar un diagnóstico de LDCBG preciso.
- Las pruebas genéticas y de biomarcadores se utilizan para tener más información sobre el subtipo de LDCBG, dirigir el tratamiento y determinar el curso probable que tomará el cáncer, llamado pronóstico.
- La inmunofenotipificación se utiliza para diagnosticar e identificar el subtipo específico de LDCBG.
- Los reordenamientos genéticos de *MYC*, *BCL2* y *BCL6* pueden encontrarse en el LDCBG.
- Los estudios de diagnóstico por imágenes se utilizan para observar zonas afectadas por el linfoma y son parte de su estudio de estadificación.
- Se puede realizar una punción lumbar (PL) para detectar el LDCBG en el líquido cefalorraquídeo.

Preguntas para hacer

- ¿Qué subtipo de LDCBG tengo? ¿Qué significa esto en cuanto al pronóstico y a las opciones de tratamiento?
- ¿Hay algún hospital o centro oncológico cercano que se especialice en mi subtipo de linfoma?
- ¿Qué pruebas tendré que hacerme? ¿Con qué frecuencia se repiten?
- ¿Mi seguro pagará estos estudios?
- ¿Quién hablará conmigo sobre los pasos que debo seguir? ¿Cuándo?

3

Tipos de tratamiento

Hay más de un tratamiento para los linfomas difusos de células B grandes. En este capítulo se presenta una descripción general de los tipos posibles de tratamiento y qué puede esperar. No todas las personas reciben el mismo tratamiento. Las opciones de tratamiento se basan en muchos factores. Juntos, usted y su equipo de atención médica elegirán el plan de tratamiento que sea mejor para usted.

El linfoma difuso de células B grandes (LDCBG) es muy tratable. El objetivo del tratamiento es curar la enfermedad. Para muchas personas con LDCBG, el tratamiento suele ser una combinación de quimioterapia e inmunoterapia llamada quimioinmunoterapia. Podría agregarse la radioterapia. La cirugía es una parte rutinaria del tratamiento para el LDCBG.

Es importante hablar periódicamente con el equipo de atención médica sobre los objetivos y el plan de tratamiento.

Equipo de atención médica

El tratamiento del LDCBG requiere un abordaje en equipo. Las decisiones sobre el tratamiento deben estar a cargo de un equipo multidisciplinario (EMD). Un EMD es un equipo de profesionales de la salud y de la atención psicosocial de diferentes entornos profesionales que tengan conocimiento y experiencia sobre su tipo de cáncer. Este equipo debe reunirse para planificar e implementar su tratamiento. Pregunte quién coordinará su atención.

Algunos integrantes de su equipo de atención médica le acompañarán durante todo el tratamiento del cáncer, en tanto otros estarán presentes durante ciertos momentos. Conozca a su equipo de atención médica y ayúdelos para que le conozcan a usted.

Su equipo puede incluir a los siguientes especialistas:

- El **hematólogo u oncólogo hematólogo** es un experto en enfermedades de la sangre y tipos de cáncer de la sangre, y usa tratamiento sistémico (farmacológico) para tratar estas afecciones.
- El **radiooncólogo** prescribe y planifica la radioterapia para tratar el cáncer.
- El **anatomopatólogo o hematopatólogo** analiza las células y los tejidos extraídos durante una biopsia y aporta un diagnóstico de cáncer e información sobre las pruebas de biomarcadores.

Fases de tratamiento

El objetivo del tratamiento es la remisión. Estos son algunos términos que puede escuchar de su equipo de atención médica.

Inducción

El tratamiento de inducción o de primera línea es la primera fase del tratamiento. El objetivo de la inducción es la respuesta completa (RC) o la remisión total. Después de la inducción, le harán pruebas para detectar una respuesta (remisión).

Remisión

Hay distintos tipos de respuesta al tratamiento. Cuando no hay indicios de cáncer, esto se denomina respuesta completa (RC) o remisión total. La remisión puede ser a corto plazo (temporal) o de larga duración (permanente). En la respuesta parcial (RP), el cáncer aún está presente, pero se ha reducido en tamaño o en cantidad.

Recidiva

Cuando el LDCBG regresa después de un período de remisión, esto se conoce como recidiva. El objetivo del tratamiento es volver a lograr la remisión. La recidiva es muy grave. Es importante que pregunte sobre su pronóstico.

Resistencia

Cuando el LDCBG permanece y no responde al tratamiento, se conoce como cáncer refractario o resistente. Este cáncer puede ser resistente al comienzo del tratamiento o puede volverse resistente durante el tratamiento. La enfermedad resistente es muy grave. Es importante que pregunte sobre su pronóstico.

Vigilancia y monitoreo

Se realizarán monitoreos durante el tratamiento. La vigilancia supervisa cualquier cambio en su afección después de completar el tratamiento. Se le realizarán pruebas durante el período de vigilancia para verificar si hay signos de recidiva.

El tratamiento habitual es la mejor manera que se conoce para tratar una enfermedad particular de acuerdo con los ensayos clínicos anteriores. Puede haber más de una pauta de tratamiento que se considere el tratamiento habitual. Pregúntele a su equipo de atención médica las opciones de tratamiento con las que cuenta y si podría participar de un ensayo clínico.

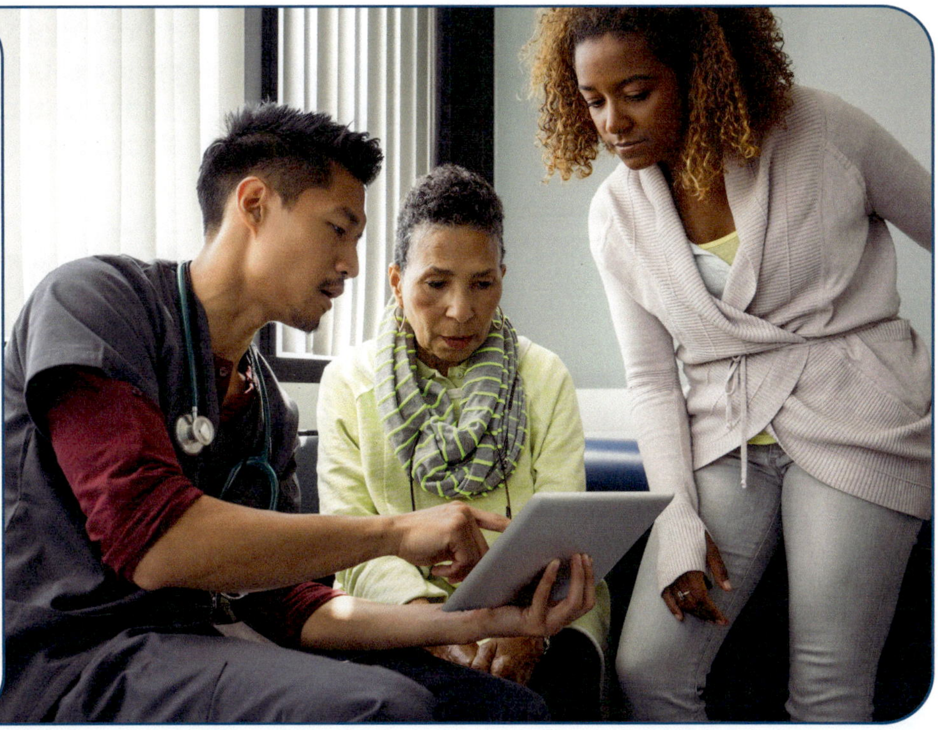

Tratamiento sistémico

El tratamiento sistémico actúa en todo el cuerpo. Quimioterapia, quimioinmunoterapia, inmunoterapia y tratamiento dirigido son algunos tipos. Los tratamientos sistémicos podrían usarse solos o en combinación con otros tratamientos. Los objetivos del tratamiento sistémico pueden ser curativos o paliativos y se deben analizar antes de comenzar el tratamiento.

La elección del tratamiento toma en cuenta muchos factores, entre otros, la edad, otros problemas de salud graves y posibilidades de tratamientos futuros como un trasplante de células hematopoyéticas (TCH). Sus preferencias sobre el tratamiento son importantes. Si tiene creencias religiosas o personales sobre ciertos tipos de tratamiento, ahora es el momento de compartirlas con su equipo de atención médica.

Opciones de tratamiento

Las opciones de tratamientos a menudo se describen de la siguiente manera:

- Las **terapias de preferencia** son las que cuentan con más pruebas de que funcionan mejor y pueden ser más seguras que otras terapias.
- **Otras terapias recomendadas** pueden no funcionar tan bien como las de preferencia, pero también pueden ser útiles para tratar el cáncer.
- **En algunos casos, hay tratamientos específicos** que funcionan mejor para personas con determinadas características del cáncer o circunstancias de salud.

Quimioterapia

La quimioterapia elimina las células de rápida división en todo el cuerpo, tanto las cancerosas como algunas de las normales. Se puede utilizar más de un medicamento de quimioterapia para tratar el LDCBG. Cuando se usa solo un medicamento, se lo denomina fármaco único. La pauta de poliquimioterapia utiliza dos o más medicamentos contra el cáncer.

Algunos medicamentos de quimioterapia son líquidos que se infunden en una vena o se inyectan debajo de la piel con una aguja. Otros medicamentos de quimioterapia se pueden administrar como una píldora que se ingiere. Por lo general, la dosis final difiere entre las personas porque las dosis pueden basarse en la altura y el peso corporal. La quimioterapia intratecal (IT) se inyecta en el líquido que rodea el cerebro y la médula espinal.

En la mayoría de los casos, la quimioterapia se realiza en ciclos con días de tratamiento seguidos de días de descanso. Esto permite que el cuerpo se recupere antes del próximo ciclo. La duración de los ciclos varía según la quimioterapia que se utilice. Le harán análisis para ver si el cáncer responde al tratamiento. Es posible que pase algún tiempo en el hospital durante el tratamiento.

Estos son dos ejemplos de una combinación de medicamentos de quimioterapia (régimen):

- **CHOP:** ciclofosfamida, doxorrubicina, vincristina y prednisona
- **EPOCH:** etopósido (Etopophos), prednisona, vincristina, ciclofosfamida y doxorrubicina

Quimioinmunoterapia

La quimioinmunoterapia, también llamada inmunoquimioterapia, incluye medicamentos (fármacos) de quimioterapia e inmunoterapia para tratar el cáncer. Se utilizan varios regímenes de quimioinmunoterapia para tratar el LDCBG.

Estos son dos ejemplos:

- **RCHOP:** rituximab, ciclofosfamida (Cytoxan), doxorrubicina, vincristina (Oncovin) y prednisona
- **Pola-R-CHP:** polatuzumab vedotina-piiq (Polivy), rituximab, ciclofosfamida, doxorrubicina y prednisona

Tratamiento con linfocitos T-CAR dirigidos a CD19

El tratamiento con linfocitos T-CAR se realiza extrayendo linfocitos T de su cuerpo y, luego, modificando a sus propias células inmunitarias para combatir el linfoma mediante un receptor quimérico para el antígeno (CAR, por sus siglas en inglés) a los linfocitos T. Esto programa los linfocitos T para que detecten las células cancerosas. Los linfocitos T programados se infundirán nuevamente en el cuerpo para detectar y eliminar las células cancerosas. Este tratamiento no es para todos los pacientes.

El tratamiento con linfocitos T-CAR es una manera de dirigirse a la proteína CD19 que se encuentra en casi todos los linfomas de células B, inclusive el LDCBG. El tratamiento con linfocitos T-CAR solo se utiliza en el linfoma recurrente fuera de ensayos clínicos.

Las opciones de tratamiento con linfocitos T-CAR dirigido a CD19 para el LDCBG son axicabtagene ciloleucel (Yescarta), lisocabtagene maraleucel (Breyanzi) y tisagenlecleucel (Kymriah).

Para obtener más información sobre este tipo tratamiento con linfocitos T-CAR, consulte *NCCN Guidelines for Patients: Efectos secundarios de la inmunoterapia* en NCCN.org/patientguidelines y en la aplicación NCCN Patient Guides for Cancer.

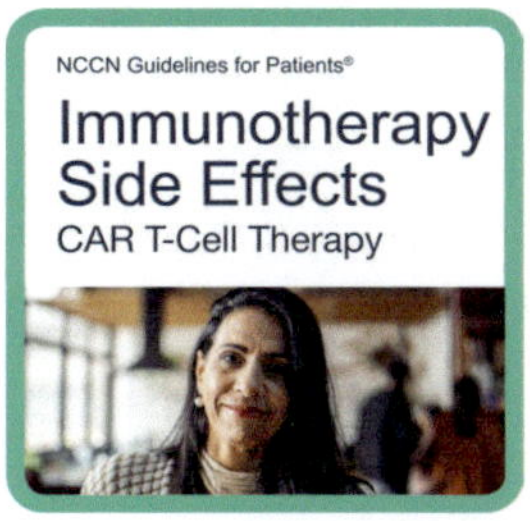

Inmunoterapia

La inmunoterapia es un tratamiento con medicamentos que ayuda al sistema inmunitario a identificar y destruir mejor las células cancerosas. Al hacerlo, mejora la capacidad de su cuerpo de detectar y destruir células cancerosas. La inmunoterapia puede administrarse sola o junto con otros tipos de tratamiento.

Tratamiento con anticuerpos

El tratamiento con anticuerpos usa anticuerpos para ayudar al cuerpo a combatir el cáncer, las infecciones u otras enfermedades. Los anticuerpos son proteínas producidas por el sistema inmunitario que se unen a marcadores específicos de células o tejidos. El anticuerpo monoclonal se fabrica a partir de un único glóbulo blanco, como el linfocito B o célula plasmática. Los anticuerpos monoclonales (AcM) que se usan en el tratamiento del cáncer pueden destruir las células cancerosas directamente, bloquear el desarrollo de los vasos sanguíneos del tumor o ayudar al sistema inmunitario a destruir las células cancerosas. Al igual que con otros tratamientos, existe la posibilidad de complicaciones.

Tratamiento con anticuerpos monoclonales dirigidos a CD19

Tafasitamab-cxix (Monjuvi) se utiliza para tratar el LDCBG al dirigirse a la proteína CD19.

Tratamiento con anticuerpos monoclonales dirigidos a CD20

Los anticuerpos monoclonales dirigidos a CD20 (también llamados AcM anti-CD20) como rituximab (Rituxan) y obinutuzumab (Gazyva) se dirigen a la proteína CD20 que se encuentra en la superficie de los linfocitos B y el LDCBG. El fármaco se une a la proteína CD20 y alerta al sistema inmunitario del cáncer. Esto hace que las células inmunitarias normales eliminen las células cancerosas.

Tratamiento con anticuerpos biespecíficos

Los anticuerpos biespecíficos (AcBs) se unen a dos proteínas diferentes (antígenos CD20 y CD3) al mismo tiempo. Trata el cáncer involucrando a los linfocitos T, activándolos y redirigiéndolos al lugar del linfoma. Algunos ejemplos biespecíficos son los siguientes: epcoritamab-bysp (Epkinly), mosunetuzumab-axgb (Lunsumio) y Glofitamab-gxbm (Columvi). Los biespecíficos pueden causar un efecto secundario llamado síndrome de liberación de citocinas (SLC).

Tratamiento con anticuerpos monoclonales dirigidos a PD-1

El pembrolizumab (Keytruda) y el nivolumab (Opdivo) con o sin brentuximab vedotina (un conjugado de anticuerpos y medicamentos) podrían utilizarse para tratar el linfoma primario mediastínico de células B grandes recidivante o resistente al tratamiento. Estos medicamentos bloquean la capacidad de las células cancerosas de esconderse del sistema inmunitario del organismo.

Advertencias sobre interacciones de los medicamentos y suplementos

Es posible que se le pida que deje de tomar o evite ciertos suplementos herbarios cuando se someta a un tratamiento sistémico. Algunos suplementos pueden afectar la capacidad de un medicamento para realizar su función. Esto se conoce como interacción de los fármacos.

Es fundamental hablar con su equipo de atención médica sobre cualquier suplemento que esté tomando. Algunos ejemplos son los siguientes:

- Cúrcuma
- Ginkgo biloba
- Extracto de té verde
- Hierba de San Juan
- Antioxidantes

Ciertos medicamentos también pueden afectar la capacidad de un medicamento para realizar su función. Los antiácidos, los medicamentos para el corazón o la presión y los antidepresivos son solo algunos de los medicamentos que pueden interactuar con el tratamiento sistémico o los medicamentos del tratamiento complementario que se dan durante el tratamiento sistémico. Por eso es importante que informe a su equipo de atención médica sobre cualquier medicamento, vitaminas, medicamentos de venta libre, herbarios o suplementos que esté tomando.

Lleve una lista con usted a cada visita. Informe a su equipo de atención médica sobre cualquier cambio en sus medicamentos.

Otros tratamientos sistémicos

Conjugado de anticuerpos y medicamentos

El conjugado de anticuerpos y medicamentos (ADC) administra quimioterapia específica para las células. Se une a una proteína que se encuentra fuera de la célula cancerosa y luego penetra en la célula. Una vez dentro de la célula, se libera la quimioterapia. Loncastuximab tesirine-lpyl (Zynlonta) es un ADC que se dirige a la proteína CD19. El polatuzumab vedotina-piiq se dirige a la proteína CD79b y el brentuximab vedotina se dirige a la proteína CD30.

Inhibidor de enzimas

Un inhibidor de la topoisomerasa bloquea las enzimas involucradas en la división celular. Un ejemplo es el etopósido (Etopophos). Un inhibidor de la enzima topoisomerasa puede utilizarse con otros tipos de quimioterapia.

Modulador inmunológico

Un modulador inmunológico cambia el sistema inmunitario para que pueda atacar a las células cancerosas de manera más eficaz. La lenalidomida (Revlimid) es un ejemplo de un modulador inmunológico.

Tratamiento dirigido

El tratamiento dirigido es un tratamiento con medicamentos que se centra en características específicas o únicas de las células cancerosas. Los tratamientos dirigidos buscan observar de qué manera las células cancerosas se desarrollan, se dividen y se mueven en el cuerpo. Estos medicamentos detienen o inhiben la acción de las moléculas que colaboran con el crecimiento y la supervivencia de las células cancerosas.

Se puede usar un biosimilar o un sustituto en vez de rituximab.

Un biosimilar es una versión casi idéntica de un fármaco fabricado por otro laboratorio. Se usa exactamente de la misma manera y en la misma dosis que rituximab. Biosimilares del rituximab son Riabni, Hycela, Ruxience y Truxima.

Entre los ejemplos de tratamiento dirigido se incluyen los siguientes:

- El alectinib (Alecensa) y el lorlatinib (Lorbrena) actúan sobre la actividad de la proteína ALK presente en las personas con una mutación del gen *ALK*.
- El ibrutinib (Imbruvica) es un inhibidor de la tirosina cinasa de Bruton (BTKi) que bloquea la proteína BTK, de la que depende el cáncer para su supervivencia. Dado que se bloquea la principal señal para el crecimiento de las células B, es posible que las células del linfoma acaben muriendo.

Radioterapia

La radioterapia (RT) utiliza radiación de alta energía de fotones, electrones o protones y otras fuentes para destruir las células cancerosas y reducir los tumores. La RT puede usarse como tratamiento principal para curar el cáncer (tratamiento curativo) o como tratamiento complementario o cuidado paliativo para ayudar a aliviar las molestias o el dolor provocado por el cáncer.

La radioterapia suele administrarse mediante un dispositivo computarizado desde el exterior del cuerpo, que puede ajustar el tratamiento para que se adapte a la ubicación y al tamaño del tumor. El tratamiento se administra en pequeñas dosis diarias, en días laborables, con los fines de semana libres.

Verá a su radiooncólogo al menos una vez por semana para analizar los resultados del tratamiento y para tratar los efectos secundarios, como la erupción similar a las quemaduras solares. Pregúntele a su equipo de atención médica qué opciones de radioterapia son las mejores para su situación, si la RT se puede combinar con quimioterapia y qué efectos secundarios pueden tener. La RT le genera un pequeño riesgo de padecer otros cánceres en el futuro.

Se puede usar una exploración por TC de cuatro dimensiones (4D) para planificar la radioterapia. La TC-4D registra varias imágenes a lo largo del tiempo. Permite la reproducción del escaneo como un video, de modo que se pueda rastrear y observar el movimiento interno.

Radioterapia de haz externo

La radioterapia de haz externo (RTHE) utiliza una máquina fuera del cuerpo para dirigir la radiación hacia los tumores o áreas del cuerpo.

Los tipos de RTHE habituales que pueden usarse para tratar el cáncer incluyen lo siguiente:

- La **radioterapia conformada tridimensional (3D-CRT)** utiliza software informático e imágenes de TC para dirigir los rayos según la forma del tumor.
- La **radioterapia de intensidad modulada (RTIM)** utiliza pequeños haces de diferentes intensidades para adaptarse a la forma del tumor.
- La **radioterapia dirigida al lugar afectado (RTDLA)** trata el cáncer ubicado en una pequeña región o en una zona del cuerpo, o el cáncer que se encuentra en los ganglios linfáticos o cerca de ellos (enfermedad ganglionar).

Trasplante de células hematopoyéticas

El trasplante de células hematopoyéticas (TCH) es un tratamiento del cáncer que sustituye la médula ósea y el sistema inmunitario de una persona por células de un donante para combatir el linfoma. El TCH reemplaza las células precursoras hematopoyéticas que han sido destruidas por las altas dosis de quimioterapia o radioterapia como parte del proceso de trasplante. Una célula precursora hematopoyética es una célula inmadura que puede transformarse en cualquier tipo de célula sanguínea. Los TCH se realizan en centros especializados.

Hay dos tipos de TCH:

- **Autólogo:** las células precursoras provienen de usted. El trasplante autólogo también se denomina TDA/RCMA (tratamiento de dosis alta con rescate de células precursoras autólogas) o TCH autólogo.
- **Alogénico:** las células precursoras provienen de un donante que puede o no ser su pariente. En comparación con un TCH autólogo, un TCH alogénico introduce nuevas células inmunitarias del donante que pueden detectar y eliminar mejor las células cancerosas que su sistema inmunitario (lo que se conoce como efecto de injerto contra linfoma).

Acondicionamiento

Antes de un TCH, se debe administrar un tratamiento para destruir las células de la médula ósea. Esto se conoce como acondicionamiento y crea espacio para las células precursoras sanas trasplantadas. También debilita el sistema inmunitario para que su cuerpo no destruya las células trasplantadas. Se utiliza la quimioterapia para el acondicionamiento.

Después del acondicionamiento, recibirá una transfusión de células precursoras sanas. La transfusión es una inyección lenta de hemoderivados a través de una vena. Esto puede llevar varias horas. Las células precursoras trasplantadas llegarán a la médula ósea y se multiplicarán. Se formarán glóbulos sanguíneos nuevos y sanos. Esto se denomina incorporación del injerto. Suele llevar de 2 a 4 semanas. Hasta entonces, tendrá poca o ninguna defensa inmunitaria. Es posible que deba permanecer en una habitación muy limpia en el hospital o que le den antibióticos para prevenir o tratar infecciones. También se pueden necesitar transfusiones. Las transfusiones de glóbulos rojos se realizan para prevenir el sangrado y para tratar la anemia (cantidad de glóbulos rojos por debajo de lo normal). La transfusión de plaquetas se realiza para tratar la baja cantidad de plaquetas o el sangrado. Mientras espera que las células se injerten, es probable que sienta cansancio y debilidad.

El objetivo del trasplante es que el nuevo sistema inmunitario reconozca el linfoma como un cuerpo extraño y lo destruya.

Posibles efectos secundarios

Cada tratamiento tiene efectos secundarios. Se realizarán controles para detectar infecciones, recidivas de la enfermedad y enfermedad de injerto contra huésped (EICH). En la EICH, las células del donante atacan su tejido sano normal. Existen tratamientos para la EICH. Consulte al equipo de atención médica sobre los posibles efectos secundarios o complicaciones del TCH y cómo esto podría afectar su calidad de vida.

Puede encontrar más información sobre la EICH en *NCCN Guidelines for Patients: Enfermedad de injerto contra huésped* en NCCN.org/patientguidelines y en la aplicación NCCN Patient Guides for Cancer.

Dónde buscar ensayos clínicos

En los Estados Unidos

Centros oncológicos de NCCN
NCCN.org/cancercenters

The National Cancer Institute (NCI)
cancer.gov/about-cancer/treatment/clinical-trials/search

En el mundo

The U.S. National Library of Medicine (NLM)
clinicaltrials.gov/

¿Necesita ayuda para buscar un ensayo clínico?

Servicio de Información de Cáncer (Cancer Information Service, CIS) del NCI
+1 800.4.CANCER (+1 800.422.6237)
cancer.gov/contact

Cirugía

La cirugía es una operación o procedimiento para extirpar el cáncer del cuerpo. La cirugía es una parte rutinaria del tratamiento para el LDCBG. Si necesita cirugía, busque la opinión de un cirujano experimentado. Los hospitales que hacen muchas cirugías a menudo tienen mejores resultados. Puede pedir que lo deriven a un hospital o centro oncológico que tenga experiencia en el tratamiento de su tipo de cáncer.

Ensayos clínicos

Un ensayo clínico es un tipo de estudio de investigación médica. Después de desarrollar y analizar en un laboratorio nuevas formas posibles de tratar el cáncer, es necesario estudiarlas en las personas. Si en un ensayo clínico se determina que un fármaco, un dispositivo o un método de tratamiento es seguro y eficaz, es posible que lo apruebe la Administración de Alimentos y Medicamentos de los Estados Unidos (FDA).

Todas las personas con cáncer deben considerar atentamente todas las opciones de tratamiento que existen para tratar su tipo de cáncer, incluidos los tratamientos estándares y los ensayos clínicos. Converse con su médico para evaluar si tiene sentido participar en un ensayo clínico.

Fases

La mayoría de los ensayos clínicos sobre el cáncer se centran en el tratamiento y se realizan por fases.

- En los ensayos de **fase 1**, se estudian la seguridad y los efectos secundarios de un medicamento en investigación o un método de tratamiento.
- En los ensayos de **fase 2**, se evalúa el grado en que un fármaco o método actúa contra un tipo de cáncer específico.
- En los ensayos de **fase 3**, se evalúa el fármaco o el método en comparación con el tratamiento estándar. Si los resultados son buenos, puede ser aprobado por la FDA.
- En los ensayos de **fase 4**, se estudian la seguridad y el beneficio de un tratamiento aprobado por la FDA.

¿Quién puede inscribirse?

Depende de las normas del ensayo clínico, denominadas criterios de elegibilidad. Las reglas pueden referirse a la edad, el tipo y la etapa del cáncer, los antecedentes de tratamiento o el estado de salud general. Estos garantizan que los participantes se asemejen en formas específicas y que el ensayo sea lo más seguro posible para los participantes.

Consentimiento informado

Un equipo de investigación administra los ensayos clínicos. Este grupo de expertos revisará el estudio con usted en detalle, incluidos el propósito, y los riesgos y beneficios de participar. Toda esta información también se proporciona en un formulario de consentimiento informado. Lea el formulario detenidamente y haga preguntas antes de firmarlo. Tómese el tiempo que necesite para conversar acerca del ensayo con personas de su confianza. Tenga en cuenta que puede dejar el ensayo clínico y recibir tratamiento fuera del ensayo clínico en cualquier momento.

¿Recibiré un placebo?

Los placebos (versiones inactivas de medicamentos reales) casi nunca se usan solos en los ensayos clínicos sobre el cáncer. Es común recibir el placebo con el tratamiento habitual o el fármaco nuevo con el tratamiento estándar. Antes de inscribirse, se le informará, verbalmente y por escrito, si el ensayo clínico tiene previsto el uso de un placebo.

¿Los ensayos clínicos son gratuitos?

No tiene que pagar nada para inscribirse en un ensayo clínico. El patrocinador del estudio paga los costos relacionados con la investigación, incluido el fármaco del estudio. Pero es posible que tenga que pagar otros servicios, como transporte o servicios de cuidado infantil, debido a las consultas adicionales. Durante el ensayo, continuará recibiendo la atención habitual contra el cáncer. Este tipo de atención a menudo está cubierta por el seguro.

Puntos clave

- El linfoma difuso de células B grandes (LDCBG) es muy tratable. El objetivo del tratamiento es curar la enfermedad.
- El tratamiento puede afectar la fertilidad en ambos sexos. Aquellas personas que deseen tener hijos en el futuro deberían consultar con un especialista en fertilidad antes de iniciar quimioterapia o radioterapia para conversar acerca de las opciones disponibles.
- El tratamiento sistémico (farmacológico) actúa en todo el cuerpo. El LDCBG se trata con tratamiento sistémico.
- Los tipos de tratamiento sistémico incluyen quimioterapia, inmunoterapia y tratamiento dirigido. Los tratamientos sistémicos podrían usarse solos o en combinación con otros tratamientos.
- La radioterapia (RT) utiliza radiación de alta energía de fotones, electrones o protones y otras fuentes para destruir las células cancerosas y reducir los tumores.
- Un ensayo clínico es un tipo de investigación que estudia un tratamiento para determinar qué tan seguro es y qué tan bien funciona.

Preguntas para hacer

- ¿Qué tratamiento(s) recomienda y por qué?
- ¿Qué puedo esperar del tratamiento?
- ¿Cómo se tratarán los efectos secundarios? ¿Qué debo tener en cuenta?
- ¿Existen recursos que ayuden a pagar el tratamiento u otros cuidados que pueda necesitar?
- ¿Qué opciones de ensayos clínicos están disponibles?

4

Tratamiento complementario

El tratamiento complementario ayuda a controlar los síntomas del LDCBG y los efectos secundarios de su tratamiento. En este capítulo, se analizan los posibles efectos secundarios.

¿Qué es el tratamiento complementario?

El tratamiento complementario ayuda a mejorar su calidad de vida durante el tratamiento del cáncer y después de este. El objetivo es prevenir o controlar los efectos secundarios y los síntomas, como el dolor y la fatiga relacionados con el cáncer. También aborda los problemas mentales, sociales y espirituales a los que se enfrentan las personas con cáncer.

El tratamiento complementario está disponible para todas las personas con cáncer y sus familias, no solo para las que se encuentran al final de la vida. También se denomina cuidados paliativos.

El tratamiento complementario también puede ayudar en los siguientes aspectos:

- Toma de decisiones sobre el tratamiento.
- Coordinación de la atención médica.
- Pago de la atención médica.
- Planificación anticipada de la atención y relacionada con el final de la vida.

Efectos secundarios

Todos los tratamientos para el cáncer causan problemas de salud no deseados llamados efectos secundarios. Los efectos secundarios dependen de muchos factores. Estos factores incluyen el tipo de medicamento y la dosis, la duración del tratamiento y la persona.

Algunos efectos secundarios pueden ser desagradables. Otros pueden ser perjudiciales para la salud. El tratamiento puede causar efectos secundarios graves. Algunos son muy graves. Avise a su equipo de atención médica si tiene síntomas nuevos o si los síntomas se agravan.

Se realizarán controles durante todo el tratamiento para detectar efectos secundarios o reacciones no deseadas (adversas). Todos los tratamientos sistémicos pueden causar reacciones graves, potencialmente mortales o mortales. A continuación, se describen algunos posibles efectos secundarios. No se enumeran en orden de importancia. Algunos efectos secundarios son muy poco frecuentes.

Coágulos sanguíneos

El cáncer y su tratamiento pueden causar coágulos sanguíneos. Estos pueden obstruir el flujo sanguíneo y el oxígeno en el cuerpo. Los coágulos sanguíneos suelen formarse en la parte inferior de las piernas y pueden desprenderse y desplazarse a otras partes del cuerpo donde pueden causar problemas respiratorios, derrames cerebrales u otros problemas.

Síndrome de liberación de citocinas

El síndrome de liberación de citocinas (SLC) es una afección que puede ocurrir después del tratamiento con algunos tipos de inmunoterapia, como los anticuerpos monoclonales y los linfocitos T-CAR. Es causado por una liberación grande y rápida de proteínas inflamatorias llamadas citocinas de las células inmunitarias afectadas por la inmunoterapia. Los signos y síntomas del SLC son fiebre, dolores musculares, náuseas, dolores de cabeza, erupciones, taquicardia, hipotensión y dificultad para respirar.

Diarrea

La diarrea son evacuaciones intestinales frecuentes y acuosas. Su equipo de atención médica le dirá cómo tratar la diarrea. Es importante beber mucho líquido.

Angustia

Es común tener depresión, ansiedad y problemas para dormir y forman parte normal del diagnóstico de cáncer. Hable con su equipo de atención médica, con aquellas personas con quienes se encuentra más a gusto, sobre cómo puede estar sintiéndose. Hay servicios, personas y medicamentos que pueden darle ayuda a usted, sus seres queridos y cuidadores. Cuenta con servicios de apoyo y asesoramiento disponibles.

Fatiga

La fatiga es el cansancio extremo y la incapacidad de funcionar debido a la falta de energía. La fatiga puede ser provocada por el cáncer o puede ser un efecto secundario del tratamiento. Hágale saber a su equipo de atención médica cómo se siente y si la fatiga le impide hacer las actividades que disfruta. Cumplir con una dieta equilibrada y hacer ejercicio puede ayudar. Es posible que se solicite una derivación a un nutricionista o dietista para que le ayude con la fatiga.

Caída del cabello

La quimioterapia puede causar caída del cabello (alopecia) en todo el cuerpo, no solo en el cuero cabelludo. Algunos medicamentos de quimioterapia tienen más probabilidades que otros de provocar caída del cabello. La dosis también podría afectar la cantidad de cabello que se caiga. La mayoría de las veces, la caída del cabello por la quimioterapia es temporal. El cabello a menudo vuelve a crecer de 3 a 6 meses después de finalizado el tratamiento. El cabello puede tener un tono o textura diferente al principio.

Hipersensibilidad, alergia y anafilaxia

Ciertos tratamientos pueden causar una reacción no deseada. La hipersensibilidad es una respuesta exagerada del sistema inmunitario a un medicamento u otra sustancia. Esto puede incluir urticaria, ronchas en la piel y dificultad para respirar. La alergia es una reacción inmunitaria a una sustancia que normalmente es inofensiva o que no provocaría una respuesta inmunitaria en la mayoría de las personas. Una respuesta alérgica puede causar síntomas dañinos como picazón o inflamación (hinchazón). La anafilaxia o shock anafiláctico es una reacción alérgica grave y potencialmente mortal.

Todos los tratamientos para el cáncer causan problemas de salud no deseados llamados efectos secundarios. Es importante que le informe a su equipo de atención médica sobre todos los efectos secundarios para que se puedan controlar.

Infecciones

Las infecciones ocurren con mayor frecuencia y son más graves en las personas con un sistema inmunitario debilitado. El tratamiento farmacológico para el linfoma puede debilitar las defensas naturales del cuerpo contra las infecciones. Si no se tratan a tiempo, las infecciones pueden ser fatales.

La neutrocitopenia, una baja cantidad de glóbulos blancos, puede causar infecciones frecuentes o graves. Cuando una persona con neutrocitopenia también presenta fiebre, se denomina neutrocitopenia febril (NF). Con la NF, su riesgo de contraer infecciones puede ser más elevado de lo normal. Esto se debe a que una baja cantidad de glóbulos blancos puede causar una menor capacidad de combatir infecciones. La NF es un efecto secundario de algunos tipos de tratamientos sistémicos. **Es importante que notifique inmediatamente a su equipo de atención médica la aparición de fiebre mientras pueda presentar neutrocitopenia.**

Inapetencia

Algunos efectos secundarios del cáncer o su tratamiento y del estrés de tener cáncer pueden causar que no tenga apetito o sienta malestar estomacal (náuseas). Es posible que tenga la boca dolorida o dificultades para tragar. Comer de forma saludable es importante durante el tratamiento, incluso cuando no tenga apetito o no disfrute de las comidas. Incluye consumir una dieta equilibrada, ingerir la cantidad adecuada de comida y beber una cantidad suficiente de líquidos. Un nutricionista matriculado que sea experto en nutrición y alimentos puede ayudar. Hable con su equipo de atención médica si tiene problemas para comer o mantener el peso.

Baja cantidad de glóbulos sanguíneos

Algunos tratamientos para el cáncer provocan baja cantidad de glóbulos sanguíneos.

- La **anemia** es una afección en la que su cuerpo no tiene cantidad suficiente de glóbulos rojos sanos, lo que causa que se transporte menos oxígeno al tejido corporal. Puede cansarse fácilmente o sentir falta de aire si tiene anemia.
- La **neutrocitopenia** hace referencia a una disminución de neutrófilos, el tipo más común de glóbulo blanco. Esto implica un riesgo de sufrir infecciones graves.
- La **trombocitopenia** es una afección en la que no hay suficientes plaquetas presentes en la sangre. Esto implica un riesgo de sufrir sangrado.

Linfedema

El linfedema es una afección en la que se acumula líquido linfático en los tejidos y causa hinchazón. Puede producirse cuando parte del sistema linfático está dañado o bloqueado, por ejemplo, durante la cirugía para extirpar los ganglios linfáticos o por la radioterapia. Los cánceres que bloquean los vasos linfáticos también pueden provocar linfedema. La hinchazón en general aparece lentamente con el tiempo. Puede aparecer durante el tratamiento o puede comenzar años después de él. Si presenta linfedema, es posible que se ordene derivación a un experto en el tratamiento de linfedema. La inflamación se puede reducir mediante ejercicios, masajes, dispositivos de compresión y demás.

Náuseas y vómitos

Las náuseas y los vómitos son efectos secundarios comunes del tratamiento. Se le administrarán medicamentos para prevenir las náuseas y los vómitos.

Efectos neurocognitivos o neuropsicológicos

Algunos tratamientos pueden dañar el sistema nervioso (neurotoxicidad) y causar problemas de concentración y memoria. Los sobrevivientes corren riesgo de neurotoxicidad y se les puede recomendar pruebas neuropsicológicas. La neuropsicología analiza cómo la salud de su cerebro afecta su pensamiento y comportamiento. Las pruebas neuropsicológicas pueden identificar sus límites y los médicos pueden crear un plan para ayudarlo con estos.

Neuropatía y neurotoxicidad

Algunos tratamientos pueden dañar el sistema nervioso (neurotoxicidad) y causar neuropatía y problemas de concentración, memoria y pensamiento. La neuropatía es un problema nervioso que causa dolor, entumecimiento, hormigueo, hinchazón o debilidad muscular en diferentes partes del cuerpo. Por lo general, comienza en las manos o los pies y empeora con ciclos adicionales de tratamiento. Informe a su equipo de atención médica si presenta estos síntomas para que puedan determinar si es necesario modificar la dosis de su tratamiento.

La mayoría de las veces, la neuropatía mejora gradualmente y puede desaparecer después del tratamiento.

Problemas en los órganos

El tratamiento puede alterar el funcionamiento de los riñones, el hígado y el corazón.

Dolor

Informe a su equipo de atención médica si sufre dolores o molestias. Es posible que se reúna con un especialista en cuidados paliativos o con un especialista en dolor para controlar el dolor.

Cuidados paliativos

Los cuidados paliativos son adecuados para todas las personas, independientemente de la edad, el estadio del cáncer o la necesidad de recibir otros tratamientos. Se enfoca en las necesidades físicas, emocionales, sociales y espirituales que afectan la calidad de vida.

Calidad de vida

El cáncer y su tratamiento pueden afectar su bienestar general o calidad de vida (CdV). Para obtener más información sobre la calidad de vida, consulte *NCCN Guidelines for Patients: Cuidados paliativos* en NCCN.org/patientguidelines y en la aplicación NCCN Patient Guides for Cancer.

Toxicidad relacionada con el tratamiento

Muchos de los tratamientos con medicamentos que se usan para tratar los linfomas difusos de células B grandes pueden ser nocivos para el cuerpo. Se lo controlará de cerca para detectar la toxicidad relacionada con el tratamiento.

Síndrome de lisis tumoral

El tratamiento del cáncer provoca la muerte celular. En el síndrome de lisis tumoral (SLT), los desechos expulsados por las células cancerosas muertas se acumulan en el cuerpo y causan daño renal y trastornos electrolíticos graves en la sangre. Los cambios en los niveles de creatinina, ácido láctico, ácido úrico, fósforo (Phos), potasio (K) y calcio (Ca) pueden ser signos de SLT. El SLT es poco frecuente.

Recursos sobre el tratamiento complementario

Puede encontrar más información sobre el tratamiento complementario en NCCN.org/patientguidelines y en la aplicación NCCN Patient Guides for Cancer.

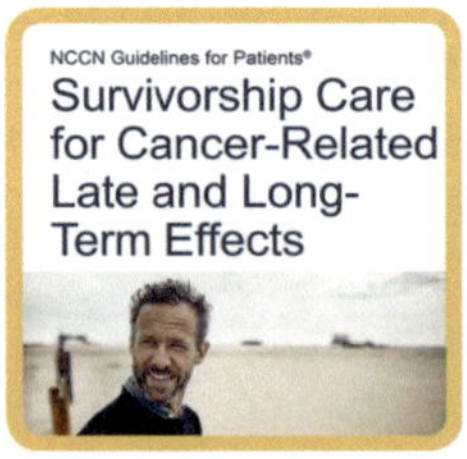

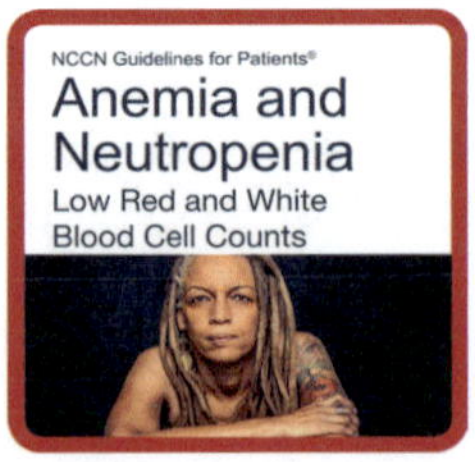

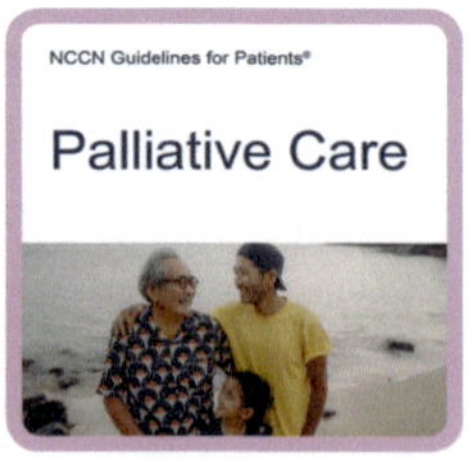

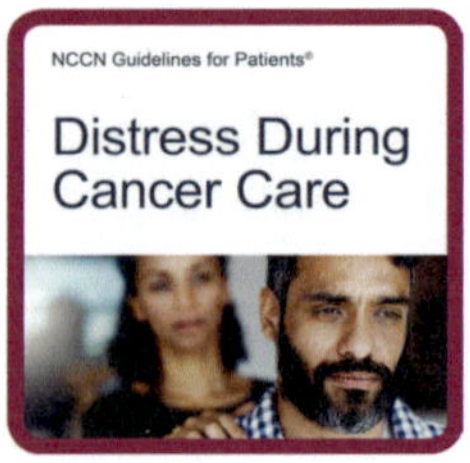

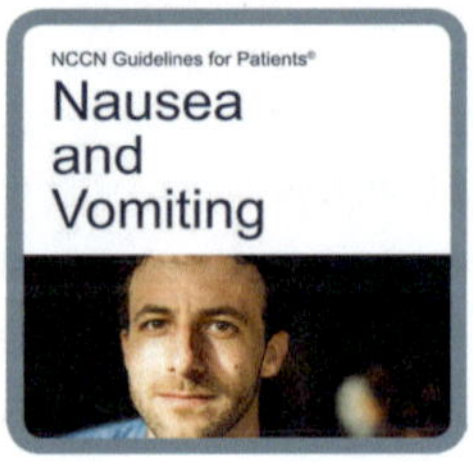

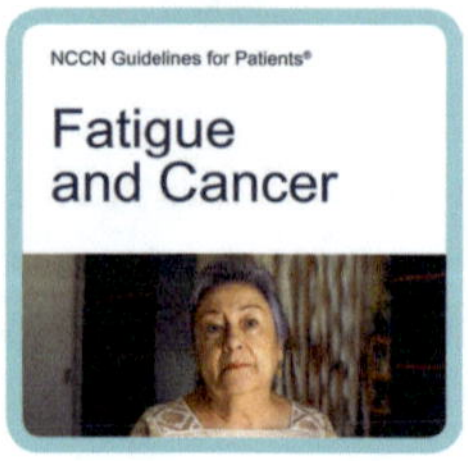

Aumento de peso

El aumento de peso es un efecto secundario de los esteroides en dosis altas. Esto puede ser incómodo y causar angustia. Es importante mantener la masa muscular. Busque una actividad física que disfrute. Pregunte a su equipo de atención médica qué puede hacer para controlar el aumento de peso.

Efectos tardíos

Los efectos tardíos son efectos secundarios que ocurren meses o años después de que se diagnostica una enfermedad o después de que se finaliza el tratamiento. Los efectos tardíos pueden ser causados por el cáncer o el tratamiento del cáncer. Pueden incluir problemas de salud física, mental y social y tumores secundarios. Cuanto antes se traten los efectos tardíos, mejor. Pregúntele al equipo de atención médica qué efectos tardíos podrían presentarse. Esto le ayudará a saber qué alternativa buscar.

Supervivencia

Una persona es sobreviviente del cáncer desde el momento del diagnóstico hasta el final de su vida. Después del tratamiento, se controlará su salud para determinar los efectos secundarios del tratamiento y la reaparición del cáncer. Esto es parte de un plan de atención de supervivencia. Es importante que no falte a las visitas de seguimiento y a las citas para los estudios de diagnóstico por imágenes. Averigüe quién coordinará su tratamiento de seguimiento.

Puntos clave

- El tratamiento complementario es atención médica que alivia los síntomas causados por el cáncer o su tratamiento y mejora la calidad de vida.
- Todos los tratamientos para el cáncer causan problemas de salud no deseados llamados efectos secundarios. Los efectos secundarios dependen de muchos factores. Estos factores incluyen el tipo de medicamento y la dosis, la duración del tratamiento y la persona.
- Algunos efectos secundarios son muy poco frecuentes. Pregunte a su equipo de atención médica qué puede esperar.
- Avise a su equipo de atención médica si tiene síntomas nuevos o si los síntomas se agravan.

Preguntas para hacer

- ¿Cuáles son los efectos secundarios de este tratamiento?
- ¿Cómo se tratan estos efectos secundarios?
- ¿Qué debo hacer si noto cambios en mi afección?
- ¿Qué debo hacer los fines de semana y fuera del horario de atención?
- ¿Podrá mi equipo de atención médica comunicarse con el equipo del servicio de emergencias o de urgencias?

5

Estadios 1, 2, 3 y 4

El tratamiento del LDCBG depende del estadio del cáncer y suele ser una combinación de quimioinmunoterapia y radioterapia. Juntos, usted y su equipo de atención médica elegirán el plan de tratamiento que sea mejor para usted.

Estadificación

Se realizará una exploración por TC o TEP para clasificar el estadio del linfoma difuso de células B grandes (LDCBG). Además, las decisiones de tratamiento se basan en la histología y los resultados de las pruebas genéticas y de biomarcadores. La histología es la apariencia general y el tamaño, forma y tipo de sus células.

En general, los estadios del LDCBG son los siguientes:

- **Estadio 1 (limitado):** la enfermedad se encuentra en 1 ganglio linfático o en un grupo de ganglios linfáticos cercanos.
- **Estadio 2 (limitado):** la enfermedad se encuentra en dos o más grupos de ganglios linfáticos en el mismo lado del diafragma.
- **Estadio 2 de enfermedad voluminosa:** esto significa que hay áreas del linfoma que miden 7,5 centímetros (cm) o más. La enfermedad voluminosa puede ser limitada o avanzada.
- **Estadio 3 (avanzado):** la enfermedad se encuentra en los ganglios linfáticos por encima y por debajo del diafragma o en los ganglios por encima del diafragma y en el bazo.
- **Estadio 4 (avanzado):** la enfermedad se ha propagado fuera del sistema linfático a otras partes del cuerpo.

Regiones de ganglios linfáticos

Regiones de ganglios linfáticos basadas en el sistema de estadificación de Ann Arbor

Adaptado de: Lymph_node_regions.jpg: https://commons.wikimedia.org/wiki/File:Lymph_node_regions.svg

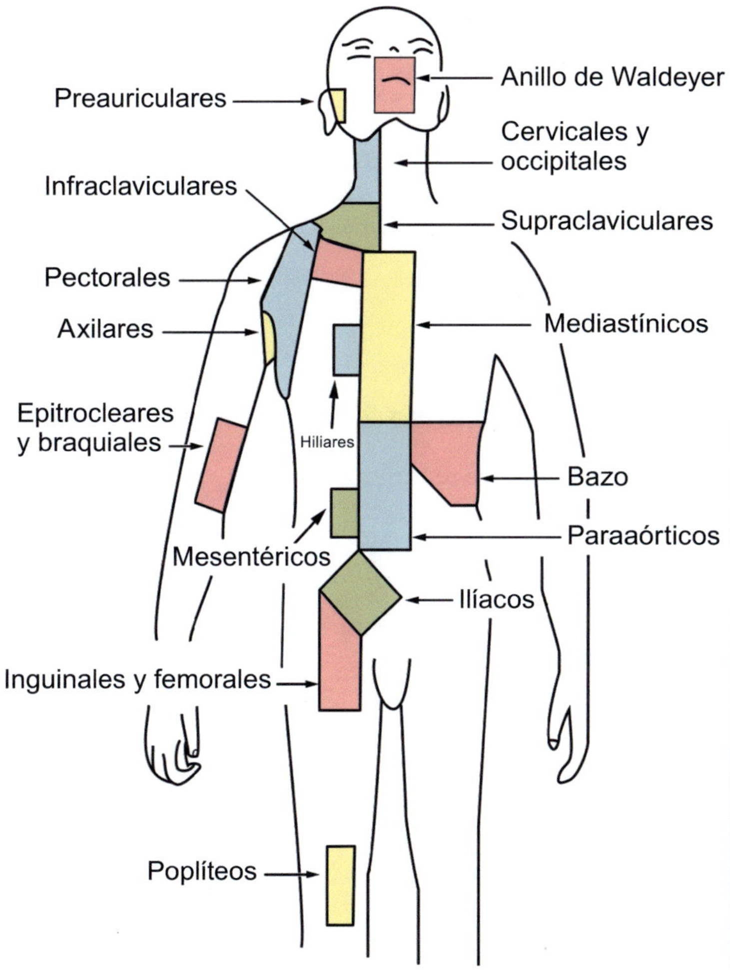

Estadios 1 y 2 de enfermedad no voluminosa (limitado)

El tratamiento inicial de la enfermedad no voluminosa en estadio 1 o 2 limitado es de 3 ciclos de RCHOP. Esto se llama quimioinmunoterapia de primera línea. Se volverá a determinar la estadificación de su cáncer mediante una exploración por TEP/TC después de 3 ciclos de RCHOP y nuevamente después del último ciclo.

- Si hay una respuesta completa, tendrá 1 ciclo más de RCHOP por un total de 4 ciclos o radioterapia dirigida al lugar afectado (RTDLA). Luego, ingresará a vigilancia y será monitoreado para detectar la recidiva.
- Si hay una respuesta parcial, tendrá de 1 a 3 ciclos más de RCHOP por un total de 4 a 6 ciclos o RTDLA si la TEP arrojó un resultado positivo de la enfermedad después de 3 ciclos de RCHOP.
- Si la enfermedad ha progresado, se repetirá la biopsia y recibirá tratamiento para la enfermedad resistente que se describe en el *Capítulo 6: Enfermedad recidivante o resistente.*

LDCBG de estadio 2

En el LDCBG de estadio 2, el cáncer se encuentra en dos o más grupos de ganglios linfáticos en el mismo lado del diafragma.

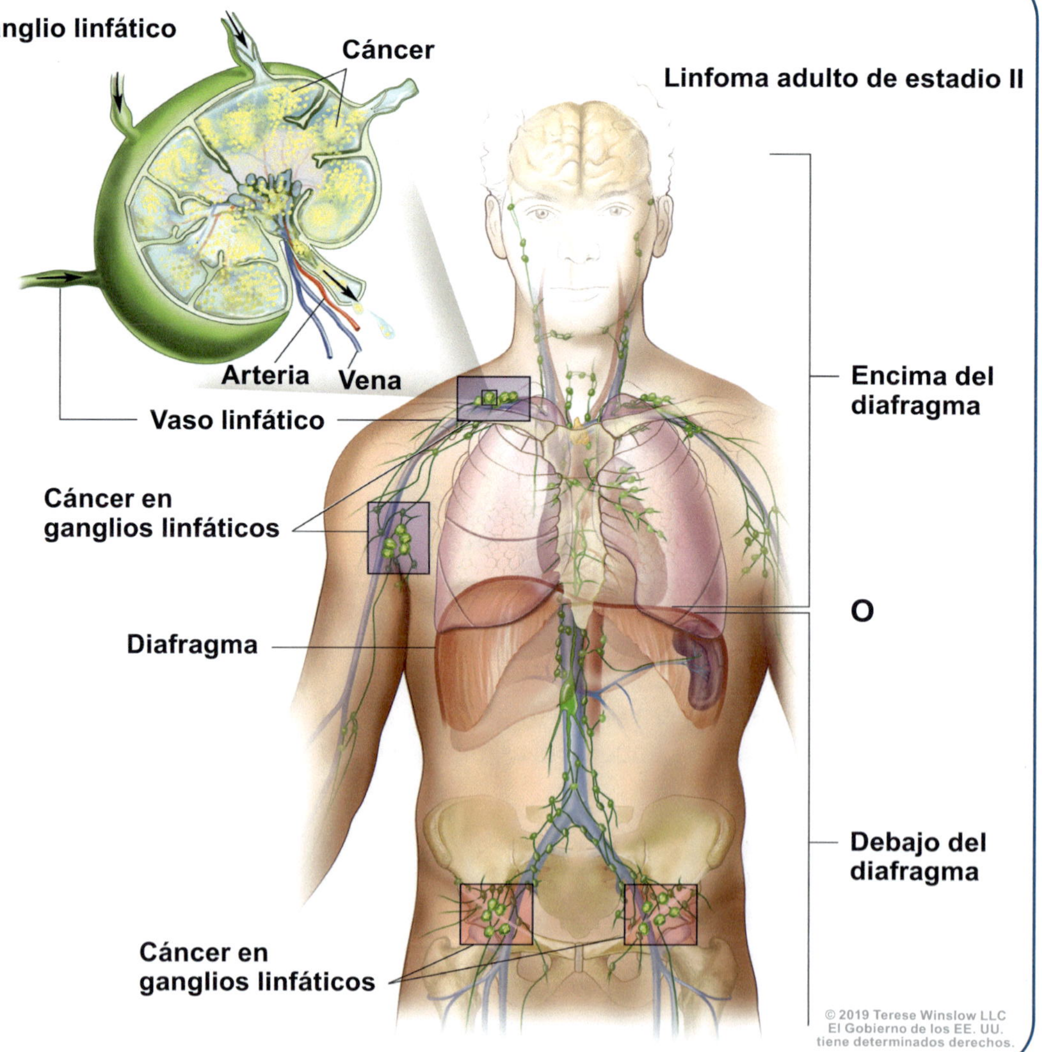

Estadios 1 y 2 de enfermedad voluminosa (limitado)

La enfermedad voluminosa en el LDCBG se refiere al cáncer que mide 7,5 cm o más. El tratamiento para la enfermedad voluminosa en estadio 1 o 2 limitado es de 6 ciclos totales de RCHOP. Esto se llama quimioinmunoterapia de primera línea. Se puede agregar un tipo de radiación llamada radioterapia dirigida al lugar afectado (RTDLA).

Se volverá a determinar la estadificación de su cáncer mediante una exploración por TEP/TC después de 3 o 4 ciclos de RCHOP y nuevamente después del último (6.º) ciclo.

- Si se obtiene una respuesta completa, completará el tratamiento previsto. Si está en remisión, también llamada respuesta completa, ingresará a vigilancia y será monitoreado para detectar la recidiva.
- Si se obtiene una respuesta parcial, completará el tratamiento previsto.
- Si no se observa una respuesta al tratamiento o la enfermedad ha progresado, se repetirá la biopsia y recibirá tratamiento para la enfermedad resistente que se describe en el *Capítulo 6: Enfermedad recidivante o resistente.*

Índice de pronóstico internacional

El Índice de pronóstico internacional (IPI) es un sistema de puntuación para la predicción del pronóstico de las personas con linfoma. El pronóstico es el curso que probablemente tomará su enfermedad. El IPI se basa en la edad, el estado funcional (EF), el estadio del cáncer, los resultados de la lactato deshidrogenasa (LDH) y si se encuentra cáncer en más de una zona además de los ganglios linfáticos.

Estadios 3 y 4

Para los estadios 3 y 4, la quimioinmunoterapia, como RCHOP y Pola-R-CHP, son las opciones recomendadas y preferidas. Otros regímenes de quimioterapia, como DA-EPOCH-R, podrían emplearse en pacientes con determinados tipos de LDCBG y en personas con VIH. Se puede realizar una exploración por TC o TEP después de 2 a 4 ciclos para volver a determinar la estadificación del cáncer. Para conocer todas las opciones de tratamiento de primera línea, consulte la **Guía 4**.

- Si hay una respuesta completa o parcial, completará los ciclos restantes de tratamiento hasta un total de 6 ciclos. Luego, ingresará a vigilancia y será monitoreado para detectar la recidiva.
- Si no se observa una respuesta al tratamiento o la enfermedad ha progresado, se repetirá la biopsia y recibirá tratamiento para la enfermedad resistente que se describe en el *Capítulo 6: Enfermedad recidivante o resistente.*

LDCBG de estadio 3

En el LDCBG de estadio 3, el cáncer se encuentra en los grupos de ganglios linfáticos por encima y por debajo del diafragma en el mismo lado del cuerpo o en los ganglios linfáticos por encima del diafragma y en el bazo.

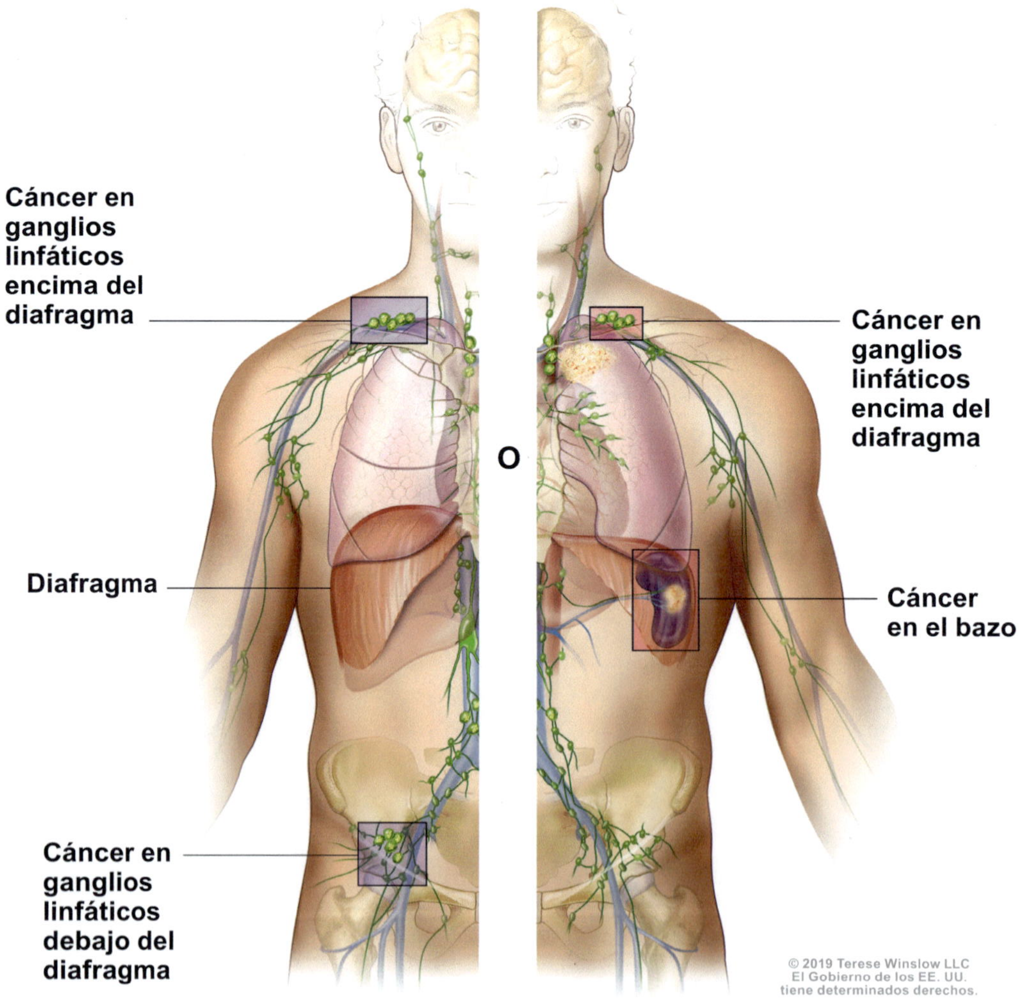

Pruebas de seguimiento

Después de completar todos los ciclos de tratamiento, se realizará una exploración por TC/TEP. Según el estadio inicial de la enfermedad o la respuesta al tratamiento, puede considerarse la radioterapia. La vigilancia es un período de prueba que comienza después de la remisión para controlar la reaparición del cáncer. Incluye examen físico, historial de salud y análisis de sangre cada 3 a 6 meses durante 5 años. Después de 5 años, las pruebas se realizarán una vez al año o según sea necesario.

Los estudios de diagnóstico por imágenes de vigilancia podrían utilizarse para controlar a aquellos pacientes que no presentan síntomas (asintomáticos). Esto puede incluir una TC de tórax/abdomen/pelvis cada 6 meses durante 2 años. Después de 2 años, los estudios de diagnóstico por imágenes se realizarán según sea necesario. Analice con su equipo de atención médica si los estudios de diagnóstico por imágenes de vigilancia son adecuados para usted.

Guía 4
Opciones de tratamiento de primera línea

Opciones recomendadas	• Ciclofosfamida, doxorrubicina, vincristina y prednisona con rituximab (RCHOP) • Polatuzumab vedotina-piiq, rituximab, ciclofosfamida, doxorrubicina y prednisona (Pola-R-CHP)
Otras recomendaciones	• Etopósido, prednisona, vincristina, ciclofosfamida y doxorrubicina con rituximab de dosis ajustada (DA-EPOCH-R)
Para pacientes con afecciones cardíacas	• Etopósido, prednisona, vincristina, ciclofosfamida, doxorrubicina y rituximab de dosis ajustada (DA-EPOCH-R) • Rituximab, ciclofosfamida, doxorrubicina liposomal, vincristina y prednisona (RCDOP) • Rituximab, ciclofosfamida, etopósido, vincristina y prednisona (RCEOP) • Rituximab, gemcitabina, ciclofosfamida, vincristina y prednisona (RGCVP) • Rituximab, ciclofosfamida, etopósido, prednisona y procarbazina (RCEPP)
Pacientes frágiles o mayores de 80 años con otros problemas de salud	• Rituximab, ciclofosfamida, doxorrubicina liposomal, vincristina y prednisona (RCDOP) • Rituximab con mini-CHOP (R-mini-CHOP) • Rituximab, gemcitabina, ciclofosfamida, vincristina y prednisona (RGCVP) • Rituximab, ciclofosfamida, etopósido, prednisona y procarbazina (RCEPP)

* Un biosimilar aprobado por la FDA podría utilizarse en lugar de rituximab.

Puntos clave

- RCHOP es una quimioinmunoterapia que consiste en rituximab, ciclofosfamida, doxorrubicina, vincristina y prednisona.
- El tratamiento de la enfermedad no voluminosa en estadio 1 o 2 es de entre 4 y 6 ciclos de RCHOP.
- La enfermedad voluminosa en el LDCBG se refiere al cáncer que mide 7,5 cm o más. El tratamiento para la enfermedad voluminosa en estadio 1 o 2 es de 6 ciclos de RCHOP.
- Para los estadios 3 y 4, la quimioinmunoterapia, como RCHOP y Pola-R-CHP, son las opciones recomendadas y preferidas. Se pueden usar otros regímenes de quimioinmunoterapia.
- Se puede agregar un tipo de radiación llamada RTDLA al tratamiento. La radioterapia dirigida al lugar afectado (RTDLA) trata el cáncer ubicado en una pequeña región o en una zona del cuerpo.
- La vigilancia es un período de prueba que comienza después de la remisión para controlar la recidiva o la reaparición del cáncer.

Preguntas para hacer

- ¿Cómo afecta mi grupo de riesgo a las opciones de tratamiento?
- ¿Es importante el orden de los tratamientos?
- ¿Qué tratamientos recomienda y por qué?
- ¿Debo reunirme con algún otro médico para finalizar mi plan de tratamiento?
- ¿Qué efectos secundarios podría sufrir con este tratamiento?

6

Enfermedad recidivante o resistente

El cáncer que vuelve a aparecer se llama recidiva. El objetivo del tratamiento es volver a lograr la remisión. Cuando el LDCBG progresa durante el tratamiento, se conoce como resistente. Juntos, usted y su equipo de atención médica elegirán el plan de tratamiento que sea mejor para usted.

Recidiva: menos de 12 meses

Las opciones de tratamiento para la enfermedad recidivante se basan en el tiempo transcurrido desde que se completó el último tratamiento. Si el cáncer regresó y han pasado menos de 12 meses desde que finalizó el tratamiento, el tratamiento dependerá de si se planificó el tratamiento con linfocitos T-CAR.

El tratamiento con linfocitos T-CAR está planificado

El tratamiento con linfocitos T-CAR dirigidos a CD19 es una opción para la recidiva que ha ocurrido en menos de 12 meses desde que finalizó el tratamiento. Las opciones de tratamiento con linfocitos T-CAR dirigido a CD19 incluyen el axicabtagene ciloleucel y el lisocabtagene maraleucel. Mientras se espera el tratamiento con linfocitos T-CAR, se administrará un tratamiento puente según sea necesario. **Consulte la Guía 5.**

Guía 5 Opciones de tratamiento puente con linfocitos T-CAR
Dexametasona y citarabina (DHA) con carboplatino, cisplatino u oxaliplatino
Gemcitabina, dexametasona y cisplatino (GDP) o gemcitabina, dexametasona y carboplatino
Gemcitabina y oxaliplatino (GemOx)
Ifosfamida, carboplatino y etopósido (ICE)
Polatuzumab vedotina-piiq con o sin rituximab con o sin bendamustina
Radioterapia dirigida al lugar afectado (RTDLA)
* Se puede agregar rituximab a los tratamientos enumerados. Un biosimilar aprobado por la FDA podría utilizarse por rituximab.

El tratamiento con linfocitos T-CAR no está planificado

Si el tratamiento con linfocitos T-CAR no está planificado, las opciones son las siguientes:

- Ensayo clínico.
- Tratamiento de segunda línea, **consulte la Guía 6**.
- Radioterapia dirigida al lugar afectado (RTDLA) paliativa.
- El mejor tratamiento complementario para mejorar su calidad de vida.

Después de alcanzar una respuesta completa, se le realizarán pruebas de seguimiento.

Después de una respuesta parcial, ausencia de respuesta o avance de la enfermedad, consulte el tratamiento para dos o más recidivas en la página 54.

Guía 6
Opciones de tratamiento de segunda línea

Opciones recomendadas	• Epcoritamab-bysp con GemOx • Glofitamab-gxbm con GemOx • Polatuzumab vedotina-piiq con o sin bendamustina o con o sin rituximab • Polatuzumab vedotina-piiq y mosunetuzumab-axgb • Tafasitamab-cxix y lenalidomida
Otras recomendaciones	• Ciclofosfamida, etopósido, vincristina y prednisona (CEOP) • Dexametasona y citarabina (DHA) con carboplatino, cisplatino u oxaliplatino • Etopósido, metilprednisolona,citarabina y cisplatino (ESHAP) • Gemcitabina, dexametasona y cisplatino (GDP) • Gemcitabina y oxaliplatino (GemOx) • Ifosfamida, carboplatino y etopósido (ICE) • Mesna, ifosfamida, mitoxantrona y etopósido (MINE) • Se puede agregar rituximab a los tratamientos de esta lista
Útil en algunos casos	• Brentuximab vedotina • Ibrutinib • Lenalidomida con o sin rituximab

* Un biosimilar aprobado por la FDA podría utilizarse en lugar de rituximab.

Recidiva: más de 12 meses

Para el cáncer que regresa después de más de 12 meses desde que finalizó el tratamiento, las opciones de tratamiento se describen a continuación.

TCH planificado

Si se prevé el trasplante de células hematopoyéticas (TCH) autólogo (autotrasplante), se administrará el tratamiento de segunda línea. **Consulte la Guía 7.**

Después de alcanzar una respuesta completa, se incluyen las siguientes opciones:

- TCH autólogo. Se puede agregar la RTDLA.
- Ensayo clínico.
- En algunos casos, TCH alogénico (donante).
- Se puede agregar la radioterapia dirigida al lugar afectado (RTDLA). La RTDLA trata los ganglios linfáticos donde se detectó originalmente el cáncer o el cáncer ubicado en una pequeña región o en una zona del cuerpo.

Después de una respuesta parcial, se incluyen las siguientes opciones:

- Tratamiento con linfocitos T-CAR. Podría administrarse un tratamiento puente. **Consulte la Guía 5.**
- TCH autólogo. Se puede agregar la RTDLA.
- Ensayo clínico.
- En algunos casos, TCH alogénico (donante). Se puede agregar la RTDLA.

Si hay ausencia de respuesta o avance de la enfermedad, consulte el tratamiento para dos o más recidivas en la página 54.

Guía 7
Opciones de tratamiento de segunda línea: TCH planificado

Opciones recomendadas	• Dexametasona y citarabina (DHA) con carboplatino, cisplatino u oxaliplatino • Gemcitabina, dexametasona y cisplatino (GDP) o gemcitabina, dexametasona y carboplatino • Ifosfamida, carboplatino y etopósido (ICE)
Otras recomendaciones	• Etopósido, metilprednisolona,citarabina y cisplatino (ESHAP) • Gemcitabina y oxaliplatino (GemOx) • Mesna, ifosfamida, mitoxantrona y etopósido (MINE)

* Se puede agregar rituximab a cualquiera de los tratamientos enumerados anteriormente. Un biosimilar aprobado por la FDA podría utilizarse en lugar de rituximab.

TCH no planificado

Si no se someterá a un trasplante de células hematopoyéticas (TCH), las opciones incluyen lo siguiente:

- Ensayo clínico.
- Tratamiento de segunda línea, **consulte la Guía 8**.
- RTDLA paliativa.
- Mejor tratamiento complementario.

Después de alcanzar una respuesta completa, se le realizarán pruebas de seguimiento.

Después de una respuesta parcial, ausencia de respuesta o avance de la enfermedad, consulte el tratamiento para dos o más recidivas en la página 54.

Enfermedad resistente al tratamiento

La enfermedad resistente al tratamiento se puede tratar con el tratamiento con linfocitos T-CAR. Mientras se espera el tratamiento con linfocitos T-CAR, se administrará un tratamiento puente según sea necesario. Para obtener información sobre el tratamiento puente, **consulte la Guía 5**.

Otras opciones incluyen lo siguiente:

- Ensayo clínico.
- Tratamiento de segunda línea, **consulte la Guía 6**.
- RTDLA paliativa.
- Mejor tratamiento complementario.
- La RT con o sin quimioinmunoterapia seguida de TCH autólogo puede ser una opción en algunas personas con enfermedad localizada.

Guía 8
Opciones de tratamiento de segunda línea: TCH no planificado

Opciones recomendadas	• Tratamiento con linfocitos T-CAR dirigidos a CD19 (lisocabtagene maraleucel) • Epcoritamab-bysp con GemOx • Glofitamab-gxbm con GemOx • Polatuzumab vedotina-piiq con o sin bendamustina o con o sin rituximab • Polatuzumab vedotina-piiq y mosunetuzumab-axgb • Tafasitamab-cxix y lenalidomida
Otras recomendaciones	• Ciclofosfamida, etopósido, vincristina y prednisona (CEOP). Se puede agregar rituximab. • Gemcitabina, dexametasona y cisplatino (GDP). Se puede agregar rituximab. • Gemcitabina y oxaliplatino (GemOx). Se puede agregar rituximab. • Rituximab solo
Útil en algunos casos	• Brentuximab vedotina • Ibrutinib • Lenalidomida con o sin rituximab

* Un biosimilar aprobado por la FDA podría utilizarse en lugar de rituximab.

Después de alcanzar una respuesta completa, se le realizarán pruebas de seguimiento.

Después de una respuesta parcial, ausencia de respuesta o avance de la enfermedad, consulte el tratamiento para dos o más recidivas a continuación.

Dos o más recidivas

En caso de una respuesta parcial, una segunda o tercera recidiva o progresión de la enfermedad, las alternativas de tratamiento incluyen lo siguiente:

- Tratamiento de tercera línea, **consulte la Guía 9**.
- Un tratamiento sistémico que no se haya administrado antes.
- Ensayo clínico.
- RTDLA paliativa.
- Mejor tratamiento complementario.

Si se obtiene una respuesta completa o parcial al tratamiento, el TCH alogénico (donante) con o sin RTDLA podría ser una opción en algunos casos.

Pruebas de seguimiento

Después de completar el tratamiento, se le realizarán las siguientes pruebas para controlar las recidivas:

- Un examen físico, historial de salud y análisis de sangre cada 3 a 6 meses durante 5 años. Después de 5 años, estas pruebas se realizarán una vez al año o según sea necesario.

Guía 9
Opciones de tratamiento de tercera línea y posterior

Opciones recomendadas	Tratamiento con linfocitos T-CAR dirigidos a CD19 (preferido si no se administró anteriormente) • Axicabtagene ciloleucel • Lisocabtagene maraleucel • Tisagenlecleucel
	Tratamiento con anticuerpos biespecíficos (solo después de al menos dos líneas de tratamiento sistémico; incluidos aquellos con progresión de la enfermedad después de TCH o tratamiento con linfocitos T-CAR) • Epcoritamab-bysp • Glofitamab-gxbm
Otras recomendaciones	• Brentuximab vedotina y lenalidomida con rituximab (para la enfermedad CD30+) • Loncastuximab tesirine-lpyl • Selinexor (incluidos aquellos con progresión de la enfermedad después de TCH o tratamiento con linfocitos T-CAR)

* Un biosimilar aprobado por la FDA podría utilizarse en lugar de rituximab.

- Los estudios de diagnóstico por imágenes de vigilancia podrían considerarse para aquellos pacientes que no presentan síntomas (asintomáticos). Esto puede incluir una TC de tórax/abdomen/pelvis cada 6 meses durante 2 años. Después de 2 años, los estudios de diagnóstico por imágenes se realizarán según sea necesario. Analice con su equipo de atención médica si los estudios de diagnóstico por imágenes de vigilancia son adecuados para usted.

Es importante que no falte a las visitas de seguimiento y a las citas para los estudios de diagnóstico por imágenes. Busque una buena atención médica de rutina, incluidas visitas regulares al médico para atención preventiva y estudios de detección de cáncer.

Puntos clave

- El cáncer que vuelve a aparecer se llama recidiva. Las opciones de tratamiento para la enfermedad recidivante se basan en el tiempo transcurrido desde que se completó el tratamiento. El objetivo del tratamiento es volver a lograr la remisión.
- Si el cáncer regresó y han pasado menos de 12 meses desde que finalizó el tratamiento, el tratamiento dependerá de si se planificó el tratamiento con linfocitos T-CAR.
- Si el cáncer regresó después de haber pasado más de 12 meses desde que finalizó el tratamiento, el tratamiento dependerá de si se planificó un trasplante de células hematopoyéticas (TCH).
- Cuando el LDCBG progresa durante el tratamiento, se conoce como resistente. La enfermedad resistente al tratamiento se puede tratar con el tratamiento con linfocitos T-CAR. Existen otras opciones de tratamiento.
- Después de completar el tratamiento, se lo controlará para detectar si el cáncer vuelve a aparecer. No falte a las visitas de seguimiento y a las citas para los estudios de diagnóstico por imágenes.

Preguntas para hacer

- ¿Qué tratamientos recomienda y por qué?
- ¿Por qué se prefieren unas opciones de tratamiento en comparación con otras?
- ¿Algún tratamiento ofrece una cura? Si no es curable, ¿el tratamiento puede impedir que el cáncer se extienda?
- ¿Es importante el orden de los tratamientos?
- ¿Es un trasplante de células hematopoyéticas (TCH), un tratamiento con linfocitos T-CAR o un ensayo clínico una opción para mí?

7

Linfomas de células B grandes ALK positivo

El linfoma de células B grandes ALK positivo (LCBG ALK+) es causado por una mutación en el gen *ALK*. Por lo general, el LCBG ALK+ se trata con radioterapia y quimioterapia. Juntos, usted y su equipo de atención médica elegirán el plan de tratamiento que sea mejor para usted.

Descripción general

El linfoma de células B grandes ALK positivo (LCBG ALK+) es causado por una mutación en el gen de la cinasa del linfoma anaplásico (*ALK*). El gen *ALK* indica al organismo cómo producir las proteínas que ayudan a las células a comunicarse entre sí. El LCBG ALK+ expresa la proteína ALK, pero carece de CD20 (CD20-). La mutación del gen *ALK* hace que este linfoma sea difícil de tratar.

El LCBG ALK+ no se asocia a inmunodeficiencia. El virus de Epstein-Barr (VEB) y el virus del herpes asociado al sarcoma de Kaposi (HHV8) son negativos. Una fusión genética denominada *CLTC::ALK* es frecuente en el LCBG ALK+. Se indica como t(2;17)(p23;q23).

La mayoría de los pacientes con LCBG ALK+ presentan una enfermedad avanzada con cáncer dentro y fuera de los ganglios linfáticos. El cáncer dentro de los ganglios linfáticos se denomina enfermedad ganglionar. El cáncer fuera de los ganglios linfáticos se denomina enfermedad extraganglionar. El LCBG ALK+ se observa con mayor frecuencia en personas de aproximadamente 40 años y de sexo biológico masculino.

Tratamiento

Actualmente, no existe un tratamiento habitual o un consenso sobre el tratamiento. El LCBG ALK+ suele tratarse con quimioterapia. La radioterapia dirigida al lugar afectado (RTDLA) se prefiere para tratar la enfermedad localizada. También se recomiendan los ensayos clínicos si están disponibles y es lo que quiere. Dado que este cáncer suele ser CD20-, no se administra rituximab.

Las opciones de tratamiento de primera línea incluyen lo siguiente:

- Ensayo clínico (recomendado)
- RTDLA (preferido para la enfermedad localizada)
- DA-EPOCH
- CHOEP
- CHOP
- Mini-CHOP
- HyperCVAD
- CODOX-M/IVAC

Las opciones de tratamiento para la enfermedad recidivante o resistente incluyen:

- Ensayo clínico (recomendado).
- Quimioterapia con derivados del platino seguida de un trasplante de células hematopoyéticas (TCH) autólogo (autotrasplante). La quimioterapia con derivados del platino incluye carboplatino, cisplatino u oxaliplatino.
- Inhibidores de ALK de segunda generación, como alectinib y lorlatinib, seguidos de un TCH alogénico (donante).

Puntos clave

- El linfoma de células B grandes ALK positivo (LCBG ALK+) es causado por una mutación en el gen *ALK*.
- Una fusión genética denominada *CLTC::ALK* es frecuente en el LCBG ALK+. Se indica como t(2;17)(p23;q23).
- La mayoría de los pacientes con LCBG ALK+ presentan una enfermedad avanzada con cáncer dentro y fuera de los ganglios linfáticos.
- Por lo general, el LCBG ALK+ se trata con radioterapia y quimioterapia.
- También se recomiendan los ensayos clínicos si están disponibles y es lo que quiere.
- El tratamiento para la enfermedad recidivante o resistente puede ser un trasplante de células hematopoyéticas (TCH).

Preguntas para hacer

- ¿Qué tratamientos recomienda y por qué?
- ¿Algún tratamiento ofrece una cura? Si no es curable, ¿el tratamiento puede impedir que el cáncer se extienda?
- ¿Qué efectos secundarios podría sufrir con este tratamiento?
- ¿Es importante el orden de los tratamientos?
- ¿Es un trasplante de células hematopoyéticas (TCH) o un ensayo clínico una opción para mí?

8

Linfomas primarios mediastínicos de células B grandes

El linfoma primario mediastínico de células B grandes (LPMCBG) se desarrolla en el área detrás del esternón llamada mediastino. Se trata con quimioinmunoterapia. Juntos, usted y su equipo de atención médica elegirán el plan de tratamiento que sea mejor para usted.

Descripción general

En el linfoma primario mediastínico de células B grandes (LPMCBG), el tumor suele formarse detrás del esternón. Esto puede causar tos, dificultad para respirar o hinchazón de la cabeza y el cuello, debido a que el tumor presiona la tráquea y las venas grandes sobre el corazón. También se pueden detectar ganglios linfáticos agrandados en esta área. El LPMCBG puede extenderse a órganos y tejidos como los pulmones, el pericardio (saco alrededor del corazón), el hígado, el tracto gastrointestinal (GI), los ovarios, las glándulas suprarrenales y el sistema nervioso central (SNC).

El LPMCBG se observa con más frecuencia en pacientes entre los 30 y los 40 años y de sexo biológico femenino.

Los cromosomas anormales son comunes en el LPMCBG. La revisión de un hematopatólogo experto es fundamental para confirmar el diagnóstico de LPMCBG.

Mediastino

Los linfomas mediastínicos son crecimientos que se encuentran en el área del tórax que separa los pulmones, denominado mediastino. En el linfoma primario mediastínico de células B grandes (LPMCBG), se suele formar un tumor detrás del esternón.

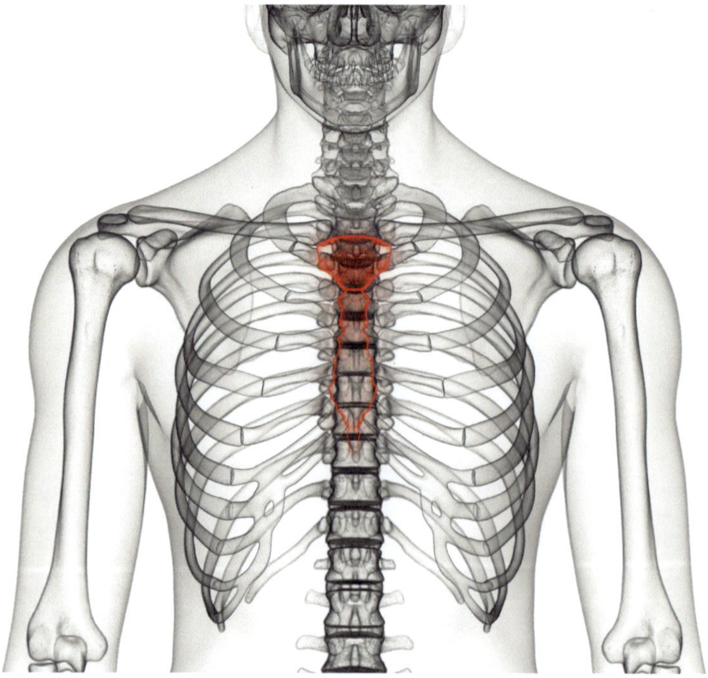

Tratamiento

Las opciones de tratamiento más utilizadas actualmente son las siguientes:

- 6 ciclos de DA-EPOCH-R (etopósido, prednisona, vincristina, ciclofosfamida y doxorrubicina con rituximab de dosis ajustada).
- De 4 a 6 ciclos de RCHOP-14 (rituximab, ciclofosfamida, doxorrubicina, vincristina y prednisona).
- 6 ciclos de RCHOP-21 (rituximab, ciclofosfamida, doxorrubicina, vincristina y prednisona).

Se realizará una exploración por TEP/TC después del tratamiento para volver a determinar la estadificación del cáncer. Parte del tumor tiende a permanecer después del tratamiento, y con la exploración por TEP/TC se podrán detectar las masas residuales. Puede realizarse una biopsia.

Después de alcanzar una respuesta completa

- Después de DA-EPOCH-R, entrará en observación.
- Después de 6 ciclos de RCHOP-14, entrará en observación.
- Después de 6 ciclos de RCHOP-21, puede recibir radioterapia dirigida al lugar afectado (RTDLA) para tratar el cáncer ubicado en una pequeña región o en una zona del cuerpo.
- Después de 4 ciclos de RCHOP-14, puede recibir 3 ciclos de ifosfamida, carboplatino y etopósido (ICE). Se puede agregar rituximab (RICE).

Es muy importante que siga tomando su medicamento según lo prescrito y no omitir ni saltear ninguna dosis.

En caso de una respuesta parcial o el avance del cáncer

Si hay una respuesta parcial o el cáncer avanza, se puede repetir la biopsia. Si el cáncer persiste, se puede administrar RTDLA o uno de los siguientes tratamientos:

- Pembrolizumab.
- Nivolumab con o sin brentuximab vedotina.
- O tratar según el *Capítulo 6: Enfermedad recidivante o resistente.*

Pruebas de seguimiento

Después de alcanzar una respuesta completa (remisión), se le realizarán controles para detectar recidivas mediante las siguientes pruebas:

- Un examen físico, historial de salud y análisis de sangre cada 3 a 6 meses durante 5 años. Después de 5 años, estas pruebas se realizarán una vez al año o según sea necesario.
- Los estudios de diagnóstico por imágenes de vigilancia podrían utilizarse para controlar a aquellos pacientes que no presentan síntomas (asintomáticos). Esto puede incluir una TC de tórax/abdomen/pelvis cada 6 meses durante 2 años. Después de 2 años, los estudios de diagnóstico por imágenes se realizarán según sea necesario. Analice con su equipo de atención médica si los estudios de diagnóstico por imágenes de vigilancia son adecuados para usted.

Enfermedad recidivante o resistente al tratamiento

El cáncer que vuelve a aparecer se llama recidiva. Cuando el cáncer progresa a pesar del tratamiento, se conoce como resistente.

Las opciones de tratamiento incluyen lo siguiente:

- Las alternativas de tratamiento varían según el tipo de LDCBG, el momento de la recidiva y si la enfermedad era resistente al tratamiento inicial. Las opciones de tratamiento pueden incluir diferentes regímenes de quimioinmunoterapia del tratamiento inicial, tratamiento con linfocitos T-CAR o TCH.
- O tratar según el *Capítulo 6: Enfermedad recidivante o resistente*.

"Mi diagnóstico fue repentino e inesperado. No fumo, soy corredor y acababa de completar una media maratón antes del diagnóstico. Mi único síntoma fue una tos persistente. El tumor estaba causando una acumulación de líquido en el corazón y los pulmones".

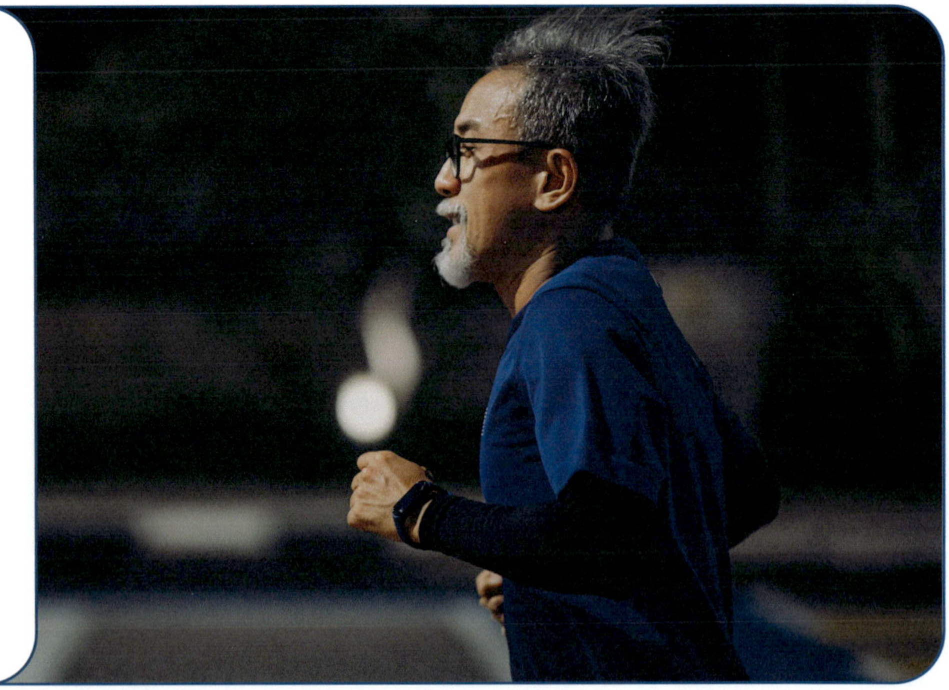

Puntos clave

- En el linfoma primario mediastínico de células B grandes (LPMCBG), el tumor suele formarse detrás del esternón.
- Se trata con quimioinmunoterapia.
- Después de alcanzar una respuesta completa (remisión), se le realizarán controles para detectar recidivas.
- La inmunoterapia, como el pembrolizumab o el nivolumab con o sin brentuximab vedotina (conjugado de anticuerpos y medicamentos), el tratamiento con linfocitos T-CAR o el TCH podría utilizarse para tratar el cáncer que ha progresado, recidivado o es resistente.

Preguntas para hacer

- ¿Qué tratamientos recomienda y por qué?
- ¿Algún tratamiento ofrece una cura? Si no es curable, ¿el tratamiento puede impedir que el cáncer se extienda?
- ¿Qué efectos secundarios podría sufrir con este tratamiento?
- ¿Es importante el orden de los tratamientos?
- ¿Qué probabilidades hay de que el cáncer regrese?

9

Linfomas de células B de alto grado

Los linfomas de células B de alto grado (HGBL) son tumores muy agresivos y de rápida división. En este capítulo, se proporcionará información sobre el HGBL con reordenamientos genéticos y el HGBL, no especificado de otra manera (HGBL, NOS). Juntos, usted y su equipo de atención médica elegirán el plan de tratamiento que sea mejor para usted.

Descripción general

Los linfomas de células B de alto grado (HGBL) tienen mutaciones, reordenamientos genéticos, como *MYC*, u otras características de alto riesgo que dificultan el tratamiento. Los pacientes con HGBL suelen presentar un nivel elevado de lactato deshidrogenasa (LDH), afectación de la médula ósea y del sistema nervioso central (SNC) y una puntuación elevada del Índice de pronóstico internacional (IPI). Debido a que el cáncer suele detectarse en la médula ósea y el sistema nervioso central, es posible que se realice una punción lumbar. Además, podría administrarse quimioterapia intratecal (IT) en el momento de la punción lumbar para prevenir la enfermedad del SNC.

Actualmente, no existe un tratamiento habitual o un consenso sobre el tratamiento de los HGBL. Por lo general, el tratamiento es quimioinmunoterapia. Podría administrarse radioterapia. También se recomiendan los ensayos clínicos si están disponibles y es lo que quiere.

HGBL con *MYC* y *BCL2*

Los pacientes con HGBL con reordenamientos genéticos de *MYC* y *BCL2* reciben el siguiente tratamiento:

- Ensayo clínico (recomendado)
- RTDLA (preferido para la enfermedad localizada)
- DA-EPOCH-R
- RCHOP
- R-mini-CHOP
- R-HyperCVAD
- R-CODOX-M/R-IVAC

HGBL con *MYC* y *BCL6*

El HGBL con reordenamientos genéticos de *MYC* y *BCL6* suele tratarse con DA-EPOCH-R u otros tratamientos sistémicos utilizados para el LDCBG. Consulte la Guía 4 en la página 47.

HGBL, no especificado de otra manera

El HGBL, no especificado de otra manera (HGBL-NOS) incluye tumores que no están bien definidos o que no corresponden a otra categoría de HGBL.

Las opciones de tratamiento incluyen lo siguiente:

- Ensayo clínico (recomendado)
- RTDLA para enfermedad localizada
- DA-EPOCH-R
- Pola-R-CHP
- RCHOP
- R-mini-CHOP
- R-HyperCVAD
- R-CODOX-M/R-IVAC

Enfermedad recidivante o resistente

Para conocer las opciones de tratamiento en caso de enfermedad recidivante o resistente, consulte el *Capítulo 6: Enfermedad recidivante o resistente.*

Regímenes de quimioinmunoterapia

- **DA-EPOCH-R:** etopósido, prednisona, vincristina, ciclofosfamida, doxorrubicina y rituximab de dosis ajustada.
- **Pola-R-CHP:** polatuzumab vedotina-piiq, rituximab, ciclofosfamida, doxorrubicina y prednisona.
- **RCHOP:** rituximab, ciclofosfamida, doxorrubicina, vincristina y prednisona.
- **R-HyperCVAD:** rituximab, ciclofosfamida, vincristina, doxorrubicina y dexametasona, alternando con metotrexato de dosis alta y citarabina.
- **R-CODOX-M/R-IVAC:** rituximab, ciclofosfamida, vincristina, doxorrubicina y metotrexato alternando con rituximab, ifosfamida, etopósido y citarabina.

Puntos clave

- Los linfomas de células B de alto grado (HGBL) son tumores agresivos y de rápida división.
- Los pacientes con HGBL presentan niveles elevados de LDH, afectación de la médula ósea y del SNC y una puntuación elevada del IPI.
- Se recomiendan los ensayos clínicos para los pacientes con HGBL. Las opciones de tratamiento pueden incluir radioterapia para enfermedad localizada y quimioinmunoterapia.
- El HGBL, no especificado de otra manera (HGBL-NOS) incluye tumores que no están bien definidos o que no corresponden a otra categoría de HGBL.

Preguntas para hacer

- ¿Qué tratamientos recomienda y por qué?
- ¿Algún tratamiento ofrece una cura? Si no es curable, ¿el tratamiento puede impedir que el cáncer se extienda?
- ¿Qué efectos secundarios podría sufrir con este tratamiento?
- ¿Es importante el orden de los tratamientos?
- ¿Es un trasplante de células hematopoyéticas (TCH) o un ensayo clínico una opción para mí?

10

Linfomas mediastínicos de zona gris

El linfoma mediastínico de zona gris (LMZG) tiene características superpuestas del linfoma primario mediastínico de células B grandes (LPMCBG) y el linfoma de Hodgkin (LH). Por lo general, el tratamiento es quimioterapia. Juntos, usted y su equipo de atención médica elegirán el plan de tratamiento que sea mejor para usted.

El linfoma mediastínico de zona gris (LMZG) es diferente del linfoma primario mediastínico de células B grandes (LPMCBG). Las personas con linfomas de zona gris reciben un mejor tratamiento en centros oncológicos que tengan experiencia en tratar este tipo de linfoma.

Descripción general

Los linfomas de zona gris tienen características superpuestas del linfoma primario mediastínico de células B grandes (LPMCBG) no hodgkiniano y el linfoma de Hodgkin (LH). Esto significa que las células son grandes, pero pueden variar en tamaño y pueden parecerse a las células de Hodgkin (células de Reed-Sternberg). Las células de Reed-Sternberg son linfocitos grandes y anormales que pueden contener más de un núcleo.

Hay dos tipos principales de linfomas de zona gris:

- Linfoma mediastínico de zona gris (LMZG)
- Linfomas no mediastínicos de zona gris

Linfomas mediastínicos de zona gris

Los linfomas mediastínicos son tumores que se encuentran detrás del esternón, en el área del tórax que separa los pulmones y alberga el corazón. El linfoma mediastínico de zona gris (LMZG) es diferente del linfoma primario mediastínico de células B grandes (LPMCBG). Se tratan de forma diferente. Los linfomas mediastínicos primarios se analizan en el Capítulo 8.

Los LMZG se observan con más frecuencia en pacientes entre los 20 y los 40 años y de sexo biológico masculino. Se caracterizan por la presencia de una gran masa mediastínica. Los ganglios linfáticos por encima de la clavícula (supraclaviculares) pueden verse afectados.

La revisión de un hematopatólogo experto es fundamental para confirmar el diagnóstico del linfoma mediastínico de zona gris.

Linfomas no mediastínicos de zona gris

Los linfomas no mediastínicos de zona gris se presentan en personas mayores, tienen una tasa más alta de afectación de la médula ósea, incluyen enfermedad fuera de los ganglios linfáticos (enfermedad extraganglionar) y presentan una enfermedad en estadio más avanzado en comparación con los linfomas mediastínicos de zona gris. Sin embargo, en los casos en los que el cáncer se encuentra fuera del mediastino (enfermedad extramediastínica), se debe diagnosticar un LDCBG no especificado de otra manera (LDCBG-NOS). Consulte la página 42.

Tratamiento

Dado que el LMZG tiene características tanto del linfoma de Hodgkin clásico (LHC) como del LPMCBG no hodgkiniano, el tratamiento es un desafío. Actualmente, no existe un tratamiento habitual o un consenso sobre el tratamiento. El LMZG suele tratarse con quimioterapia. Si las células tumorales son CD20+, se puede agregar rituximab a la quimioterapia. Esto se llama quimioinmunoterapia. Se puede agregar la radioterapia dirigida al lugar afectado (RTDLA) en casos de enfermedad localizada.

Para ver las opciones de tratamiento sistémico posibles, **consulte la Guía 9.**

Guía 9
Opciones de tratamiento sistémico: Linfomas mediastínicos de zona gris

Opciones recomendadas	• Ciclofosfamida, doxorrubicina, vincristina y prednisona con rituximab (RCHOP) • Polatuzumab vedotina-piiq, rituximab, ciclofosfamida, doxorrubicina y prednisona (Pola-R-CHP)
Otras recomendaciones	• Etopósido, prednisona, vincristina, ciclofosfamida y doxorrubicina con rituximab de dosis ajustada (DA-EPOCH-R)
Para pacientes con afecciones cardíacas	• Etopósido, prednisona, vincristina, ciclofosfamida, doxorrubicina y rituximab de dosis ajustada (DA-EPOCH-R) • Rituximab, ciclofosfamida, doxorrubicina liposomal, vincristina y prednisona (RCDOP) • Rituximab, ciclofosfamida, etopósido, vincristina y prednisona (RCEOP) • Rituximab, gemcitabina, ciclofosfamida, vincristina y prednisona (RGCVP) • Rituximab, ciclofosfamida, etopósido, prednisona y procarbazina (RCEPP)
Pacientes frágiles o mayores de 80 años con otros problemas de salud	• Rituximab, ciclofosfamida, doxorrubicina liposomal, vincristina y prednisona (RCDOP) • Rituximab con mini-CHOP (R-mini-CHOP) • Rituximab, gemcitabina, ciclofosfamida, vincristina y prednisona (RGCVP) • Rituximab, ciclofosfamida, etopósido, prednisona y procarbazina (RCEPP)

* Un biosimilar aprobado por la FDA podría utilizarse en lugar de rituximab.

Puntos clave

- Los linfomas de zona gris tienen características superpuestas del linfoma primario mediastínico de células B grandes (LPMCBG) y el linfoma de Hodgkin (LH).
- Hay dos tipos principales de linfomas de zona gris: linfomas mediastínicos de zona gris y linfomas no mediastínicos de zona gris.
- Los linfomas mediastínicos son tumores que se encuentran detrás del esternón, en el área del tórax que separa los pulmones y alberga el corazón.
- La revisión de un hematopatólogo experto es fundamental para confirmar el diagnóstico de LMZG.
- El LMZG suele tratarse con quimioterapia. Se puede agregar rituximab a la quimioterapia si las células tumorales son CD20+. Se puede agregar la radioterapia dirigida al lugar afectado (RTDLA) en casos de enfermedad localizada.

Preguntas para hacer

- ¿Qué puedo esperar del tratamiento y cuáles son los riesgos?
- ¿Algún tratamiento ofrece una cura?
- ¿Qué efectos secundarios debo observar y cuándo debo ponerme en contacto con mi equipo de atención médica?
- ¿Cómo puedo prepararme para una posible recidiva?
- ¿El tratamiento que elija hoy afectará a mis opciones si el cáncer es recidivante o resistente al tratamiento?

11

LDCBG cutáneo primario tipo pierna

En el linfoma difuso de células B grandes cutáneo primario (LDCBG-CP) tipo pierna los linfocitos de células B anormales causan lesiones en la piel. Aunque la piel está afectada, las células de la piel en sí mismas no son cancerosas. A pesar de su nombre, se puede encontrar el LDCBG-CP tipo pierna en cualquier parte del cuerpo. Las opciones de tratamiento se basan en muchos factores. Juntos, usted y su equipo de atención médica elegirán el plan de tratamiento que sea mejor para usted.

Descripción general

El linfoma difuso de células B grandes cutáneo primario (LDCBG-CP) tipo pierna consiste en células B grandes y transformadas que suelen lucir como tumores rojos o rojo azulados en la piel. A pesar de su nombre, la enfermedad puede afectar el torso, los brazos, las piernas, los glúteos o cualquier parte del cuerpo. El LDCBG-CP tipo pierna también puede extenderse a otras áreas además de la piel. La revisión de un hematopatólogo experto es fundamental para confirmar el diagnóstico de LDCBG cutáneo primario tipo pierna. Se realiza una biopsia de piel para distinguir entre el LDCBG-CP tipo pierna y otros tipos de linfomas cutáneos primarios (linfomas de la piel).

Puede encontrar más información sobre otros tipos de linfomas cutáneos primarios en *NCCN Guidelines for Patients: Linfomas cutáneos de células B* y *NCCN Guidelines for Patients: Linfomas cutáneos de células T,* en NCCN.org/patientguidelines y en la aplicación NCCN Patient Guides for Cancer.

"El tratamiento farmacológico del LDCBG fue intenso y fuerte. Y tuve efectos secundarios inusuales. Apenas noté un efecto secundario, se lo comuniqué a mi equipo de atención médica. Esto realmente ayudó. ¡Fueron muy buenos tratándolo!"

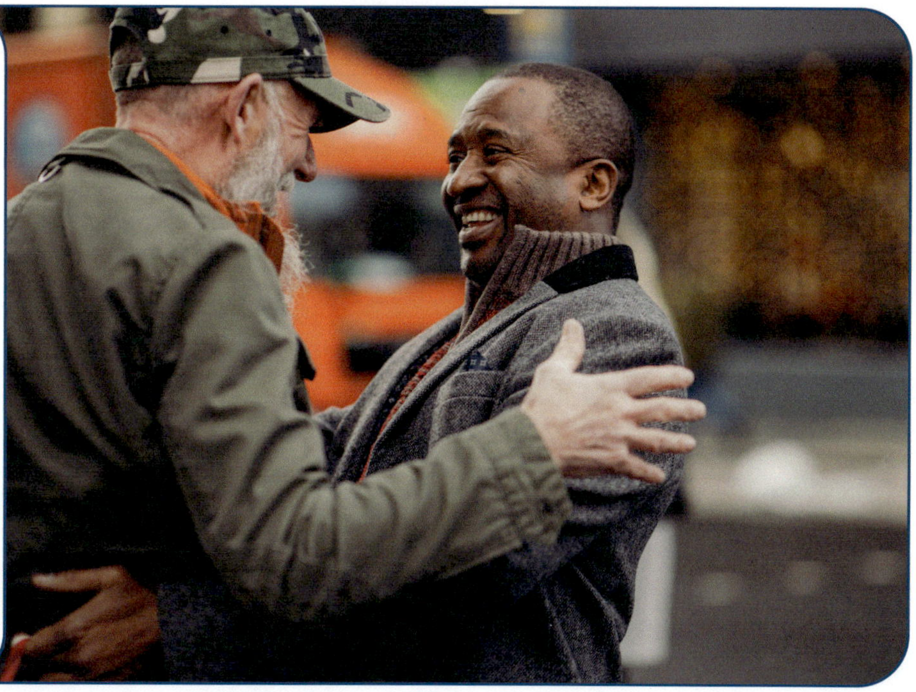

Tratamiento

El tratamiento se basa en la cantidad de lesiones cutáneas y su localización. Este procedimiento se llama estadificación. Las lesiones/tumores de la piel (T) se medirán por su profundidad, altura, tamaño y región del cuerpo. Las lesiones suelen medirse en centímetros (cm). Las regiones corporales se basan en los patrones de drenaje de los ganglios linfáticos regionales. Las regiones del cuerpo incluyen la cabeza/cuello, el tórax, la parte superior del brazo, el antebrazo, la mano, el abdomen, los genitales, los muslos, las pantorrillas, los pies, la espalda alta, la espalda baja y las nalgas.

La enfermedad puede presentar lesiones solitarias, regionales, generalizadas solo en la piel o fuera de la piel (extracutáneas). Al final del tratamiento, se deben realizar estudios de diagnóstico por imágenes para evaluar la respuesta.

Las regiones corporales se basan en los patrones de drenaje de los ganglios linfáticos regionales.

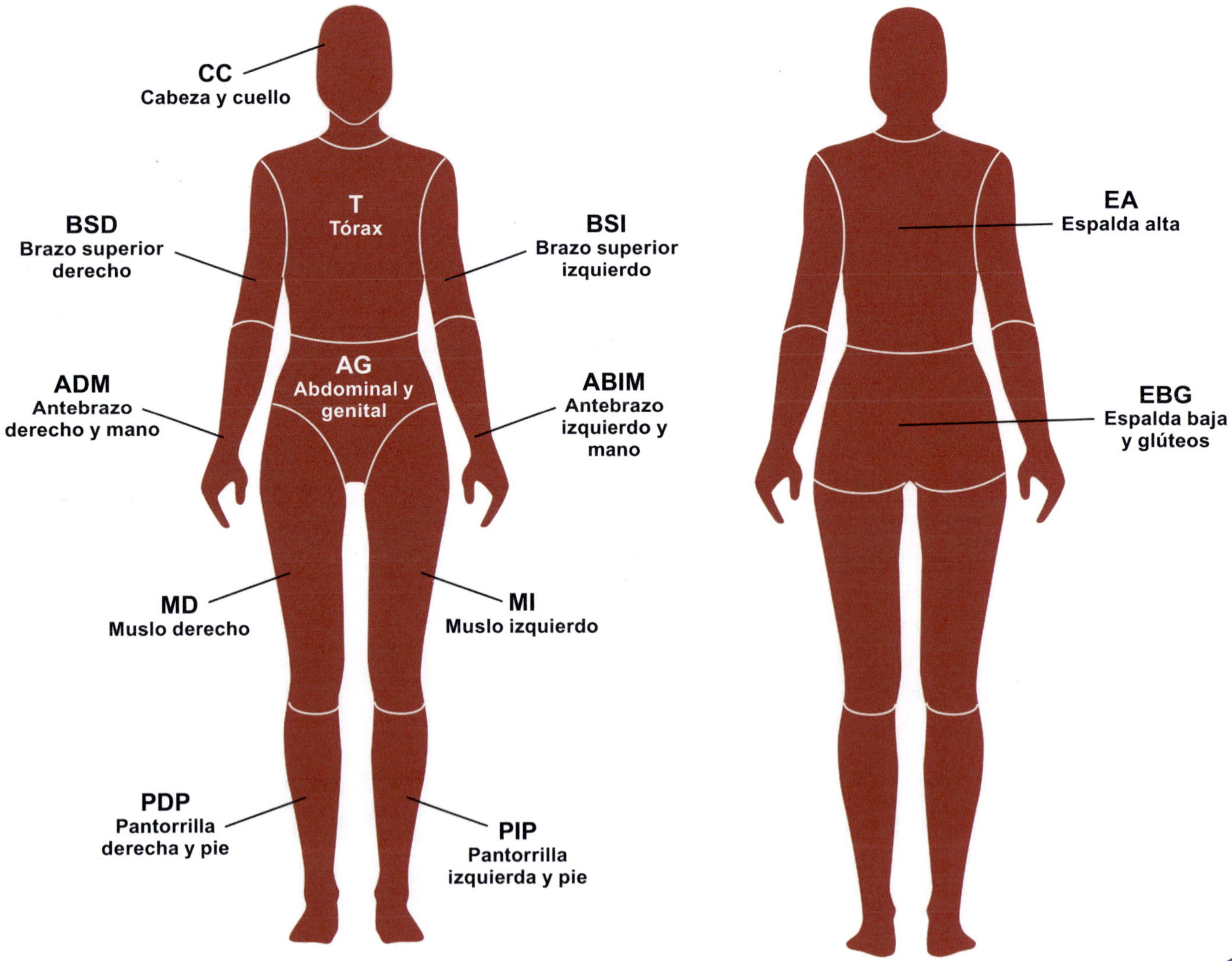

Enfermedad solitaria o regional

Una lesión solitaria es una lesión (T1). Las lesiones regionales pueden ser lesiones múltiples limitadas a una región del cuerpo o dos regiones contiguas (T2). Se medirá el área afectada por la enfermedad.

Estas son las opciones de tratamiento:

- RCHOP (rituximab, ciclofosfamida, doxorrubicina, vincristina y prednisona) con radioterapia dirigida al lugar afectado (RTDLA)
- RTDLA local
- Ensayo clínico

Después de alcanzar una respuesta completa (RC), se le realizarán pruebas de seguimiento para controlar la recidiva.

En caso de recidiva, si no se administró antes, es posible que lo traten con RCHOP o radioterapia local (RTDLA). Otras opciones de tratamiento se basan en si la recidiva ocurrió en un plazo inferior o superior a 12 meses después de finalizado el tratamiento inicial. Para obtener más información, consulte el *Capítulo 6: Enfermedad recidivante o resistente.*

Enfermedad generalizada solo de la piel

La enfermedad generalizada solo de la piel cubre un área más grande del cuerpo que la enfermedad regional. Hay múltiples lesiones que afectan dos o más regiones del cuerpo (T3) que no son contiguas. La enfermedad no se encuentra en los ganglios linfáticos, la sangre u otros órganos. El tratamiento actúa dentro del cuerpo para atacar las lesiones de la piel. La RTDLA podría administrarse para abordar un área específica de la piel.

Primer tratamiento

El tratamiento de primera línea es el primer tratamiento que se administra. La enfermedad solo de la piel se trata inicialmente con RCHOP. RCHOP incluye rituximab, ciclofosfamida, doxorrubicina, vincristina y prednisona. Se puede agregar la RTDLA para tratar las lesiones cutáneas. Un ensayo clínico también es una opción.

Después de alcanzar una respuesta completa, se le realizarán estudios de diagnóstico por imágenes y controles para detectar recidivas mediante las pruebas de seguimiento.

En caso de recidiva, si no se administró antes, es posible que lo traten con RCHOP o radioterapia local (RTDLA). Otras opciones de tratamiento se basan en si la recidiva ocurrió en un plazo inferior o superior a 12 meses después de finalizado el tratamiento inicial. Para obtener más información, consulte el *Capítulo 6: Enfermedad recidivante o resistente.*

Próximo tratamiento o recidiva

En caso de no haber respuesta, una respuesta parcial o la recidiva, el tratamiento será lo siguiente:

- Una quimioinmunoterapia diferente
- RTDLA paliativa

Enfermedad extracutánea

La enfermedad extracutánea se encuentra fuera de la piel. Es un tipo de cáncer que se puede encontrar en los ganglios linfáticos, la sangre o los órganos. El tratamiento dependerá del estadio del linfoma difuso de células B grandes (LDCBG) que se describe en el *Capítulo 5: Estadios 1, 2, 3 y 4.*

Pruebas de seguimiento

Después de alcanzar una respuesta completa (RC), se le realizarán controles para detectar recidivas mediante las siguientes pruebas:

- Un examen físico, historial de salud y análisis de sangre cada 3 a 6 meses durante 5 años. Después de 5 años, estas pruebas se realizarán una vez al año o según sea necesario.
- Los estudios de diagnóstico por imágenes de vigilancia podrían utilizarse para controlar a aquellos pacientes que no presentan síntomas (asintomáticos). Esto puede incluir una TC de tórax/abdomen/pelvis cada 6 meses durante 2 años. Después de 2 años, los estudios de diagnóstico por imágenes se realizarán según sea necesario. Analice con su equipo de atención médica si los estudios de diagnóstico por imágenes de vigilancia son adecuados para usted.

Enfermedad recidivante o resistente

Las opciones de tratamiento se basan en si la recidiva ocurrió en un plazo inferior o superior a 12 meses después de finalizado el tratamiento inicial. Para obtener más información, consulte el *Capítulo 6: Enfermedad recidivante o resistente.*

Puntos clave

- El linfoma difuso de células B grandes cutáneo primario (LDCBG-CP) tipo pierna consiste en células B grandes y transformadas que suelen lucir como tumores rojos o rojo azulados en la piel. No es cáncer de piel.
- A pesar de su nombre, se puede encontrar el LDCBG-CP tipo pierna en cualquier parte del cuerpo. El tratamiento se basa en la cantidad de lesiones cutáneas y su localización. Este procedimiento se llama estadificación.
- La enfermedad puede presentar lesiones solitarias, regionales, generalizadas solo en la piel o fuera de la piel (extracutáneas).
- Una lesión solitaria es una lesión (T1).
- Las lesiones regionales pueden ser lesiones múltiples limitadas a una región del cuerpo o dos regiones contiguas (T2).
- La enfermedad generalizada solo de la piel cubre un área más grande del cuerpo que la enfermedad regional. Hay múltiples lesiones que afectan dos o más regiones del cuerpo (T3) que no son contiguas.
- La enfermedad extracutánea se puede encontrar en los ganglios linfáticos, la sangre o los órganos.

Preguntas para hacer

- ¿Qué puedo esperar del tratamiento y cuáles son los riesgos?
- ¿Cómo puedo encontrar un dermatólogo especializado en LDCBG-CP?
- ¿Qué efectos secundarios debo observar y cuándo debo ponerme en contacto con mi equipo de atención médica?
- ¿Cómo puedo prepararme para una posible recidiva?
- ¿El tratamiento que elija hoy afectará a mis opciones si el cáncer es recidivante o resistente al tratamiento?

12

Otros recursos

¿Quiere saber más? Aquí le explicamos cómo obtener ayuda adicional.

Qué más hay que saber

Este libro es una herramienta importante para mejorar los cuidados oncológicos. En él, se explican con claridad las recomendaciones de los expertos y se sugieren preguntas que puede hacerle a su equipo de atención médica. Pero no es el único recurso que tiene.

Puede recibir tanta información y ayuda como necesite. A muchas personas les interesa saber más sobre los siguientes temas:

- Los detalles del tratamiento.
- Formar parte de un equipo de atención médica.
- Obtener ayuda económica.
- Encontrar un oncólogo experto en LDCBG.
- Cómo afrontar los efectos secundarios.

Qué más hacer

Su centro de salud puede ayudar con los próximos pasos. Suelen disponer de recursos *in situ* para ayudar a satisfacer sus necesidades y encontrar respuestas a sus preguntas. Los centros de salud también pueden informarle de los recursos existentes en su comunidad.

Además de la ayuda de sus profesionales de atención médica, los recursos enumerados en la siguiente sección proporcionan apoyo a muchas personas como usted. Consulte la lista y visite los sitios web que se indican para obtener más información sobre estas organizaciones.

Dónde obtener ayuda

AnCan Foundation
Ancan.org

Blood & Marrow Transplant Information Network (BMT InfoNet)
BMTInfoNet.org

Cancer*Care*
Cancercare.org

Cancer Hope Network
cancerhopenetwork.org

HealthTree Foundation
Healthtree.org

Imerman Angels
Imermanangels.org

Lymphoma Research Foundation
lymphoma.org

MedlinePlus
medlineplus.gov

National Bone Marrow Transplant Link (nbmtLINK)
nbmtLINK.org

National Cancer Institute (NCI)
cancer.gov/types/lymphoma

National Coalition for Cancer Survivorship
canceradvocacy.org

NMDP
nmdp.org

The Leukemia & Lymphoma Society (LLS)
LLS.org/PatientSupport

Triage Cancer
triagecancer.org

Preguntas sobre los recursos y apoyo

- ¿Con quién debo hablar sobre vivienda, preparación de comidas y otras necesidades básicas?
- ¿Qué ayudas existen para el transporte, el cuidado de los niños y la atención domiciliaria?
- ¿Qué otros servicios están a mi disposición y a la de mis cuidadores?
- ¿Cómo me conecto con los demás para crear un sistema de apoyo?
- ¿Con quién puedo hablar si no me siento seguro en mi casa, el trabajo o mi barrio?

¡Cuéntenos qué opina!

Tómese un momento para completar una encuesta en línea sobre NCCN Guidelines for Patients.
NCCN.org/patients/response

Palabras que debe conocer

ácido desoxirribonucleico (ADN)
Cadena de sustancias químicas en las células que contienen instrucciones codificadas para generar y controlar las células.

anatomopatólogo
Médico experto en el análisis de células y tejidos para detectar enfermedades.

antígeno leucocitario humano (HLA)
Una proteína celular por la cual el cuerpo distingue sus propias células de las células extrañas.

aspiración de médula ósea
Un procedimiento mediante el que se extrae una muestra líquida de médula ósea para detectar una enfermedad.

biopsia
Procedimiento mediante el cual se toman muestras de fluidos o tejidos para analizarlas y detectar una enfermedad.

biopsia de médula ósea
Un procedimiento que extrae muestras de hueso y médula ósea sólida para detectar una enfermedad.

biosimilar
Un fármaco que es casi idéntico a uno fabricado por otro laboratorio. Ha sido aprobado por la Administración de Alimentos y Medicamentos de los Estados Unidos (FDA) y debe usarse exactamente de la misma manera y en la misma dosis que el otro fármaco.

cáncer resistente
Tipo de cáncer que no mejora con el tratamiento.

características histológicas
El estudio de tejidos y células con un microscopio.

cariotipo
Análisis de laboratorio que elabora un mapa de cromosomas para detectar defectos.

citometría de flujo
Análisis de laboratorio que evalúa sustancias en la superficie de las células para identificar el tipo de células que está presente.

contraste
Sustancia que se coloca en el cuerpo para que las imágenes que se toman en los estudios de diagnóstico sean más claras.

cromosoma
Las estructuras dentro de las células que contienen instrucciones codificadas para el comportamiento celular.

efecto secundario
Respuesta física o emocional insalubre o desagradable frente al tratamiento.

ensayo clínico
Tipo de investigación que evalúa pruebas o tratamientos de salud.

estudio de diagnóstico por imágenes
Estudio que toma fotografías (imágenes) del interior del cuerpo.

ganglio linfático
Pequeña estructura en forma de frijol que combate las enfermedades.

gen
Serie de instrucciones codificadas en las células para crear nuevas células y controlar la forma en que se comportan.

glóbulo blanco
Tipo de glóbulo sanguíneo que ayuda a combatir las infecciones en el cuerpo. También se denominan leucocitos.

glóbulo rojo
Tipo de glóbulo sanguíneo que lleva oxígeno de los pulmones al resto del cuerpo. También llamado eritrocito.

hematopatólogo
Médico que se especializa en el estudio de enfermedades de la sangre y cánceres con un microscopio.

hibridación fluorescente *in situ* (FISH)
Análisis de laboratorio que usa tintes especiales para detectar cromosomas y genes anormales.

hibridación *in situ* (ISH)
Estudio de laboratorio de la cantidad de genes.

inducción
El primer tratamiento que se administra para reducir en gran medida la cantidad de cáncer.

inmunofenotipificación
Análisis de laboratorio que detecta el tipo de células presente según las proteínas de la superficie de las células.

inmunohistoquímica (IHQ)
Estudio de laboratorio de las células cancerosas para descubrir trazas específicas de células involucradas en el crecimiento celular anormal.

lactato deshidrogenasa (LDH)
Una proteína en la sangre que ayuda a generar energía en las células.

linfa
Líquido transparente que contiene glóbulos blancos.

linfadenopatía
Ganglios linfáticos de tamaño o consistencia anormal.

linfocito
Un tipo de glóbulo blanco que forma parte del sistema inmunitario.

linfoma de células B de alto grado (HGBL)
Un tipo de linfoma que crece y se extiende rápidamente y tiene síntomas graves.

linfoma mediastínico de zona gris (LMZG)
Un tipo de linfoma con características superpuestas del linfoma de Hodgkin (LH) y el linfoma primario mediastínico de células B grandes (LPMCBG) que se encuentra en el mediastino (área detrás del esternón).

linfoma primario mediastínico de células B grandes (LPMCBG)
Un tipo de linfoma de crecimiento rápido que se desarrolla a partir de células B en el mediastino (el área detrás del esternón).

médula ósea
El tejido esponjoso en el centro de la mayoría de los huesos.

mejor tratamiento complementario
Tratamiento para mejorar la calidad de vida y aliviar las molestias.

monitoreo
Período de prueba para detectar cambios en el estado del cáncer.

mutación
Un cambio anormal en las instrucciones de las células para fabricar y controlar las células.

plaqueta (PLT)
Tipo de glóbulo que ayuda a controlar el sangrado. También llamado trombocito.

pronóstico
La evolución probable de una enfermedad.

pruebas de biomarcadores
Pruebas de laboratorio de cualquier molécula de su cuerpo que se pueda medir para evaluar su salud. También se denominan pruebas moleculares.

quimioterapia
Fármacos contra el cáncer que detienen el ciclo vital celular para que las células no se multipliquen.

radioterapia (RT)
Tratamiento que utiliza rayos de alta energía.

radioterapia dirigida al lugar afectado (RTDLA)
Utiliza radioterapia para tratar el cáncer ubicado en una pequeña región o en una zona del cuerpo.

reacción en cadena de la polimerasa (PCR)
Un proceso de laboratorio en el que se realizan copias de una parte de ADN.

recidiva
El retorno o el agravamiento del cáncer después de un período de mejoría.

recuperación
El período sin tratamiento para permitir que los valores de glóbulos sanguíneos vuelvan a la normalidad.

recurrencia
Reaparición del cáncer después de un período libre de la enfermedad.

remisión
Signos leves o inexistentes de cáncer.

resonancia magnética (RM)
Estudio que usa ondas sonoras e imanes potentes para tomar fotografías del interior del cuerpo.

respuesta completa (RC)
No se detectan signos de linfoma. También llamada remisión total.

respuesta parcial (RP)
El linfoma aún está presente, pero se ha reducido de tamaño.

sangre periférica (SP)
La sangre que circula por el cuerpo.

síndrome de lisis tumoral (SLT)
Una afección poco frecuente causada cuando los desechos expulsados por las células muertas no se eliminan rápidamente del cuerpo.

sistema inmunitario
Defensa natural del cuerpo contra las infecciones y las enfermedades.

sistema linfático
Red de tejidos y órganos que combaten los gérmenes y que incluye la médula ósea, el bazo, el timo, los ganglios linfáticos y los vasos linfáticos. Parte del sistema inmunitario.

tomografía computarizada (TC)
Estudio que usa rayos x de varios ángulos para tomar imágenes del interior del cuerpo.

tomografía por emisión de positrones (TEP)
Estudio que utiliza material radioactivo para ver la forma y la función de partes del cuerpo.

translocación
Un cambio de partes entre dos cromosomas.

trasplante alogénico de células hematopoyéticas (TCH alogénico)
Un tratamiento del cáncer que sustituye la médula ósea y el sistema inmunitario de una persona por células de un donante para combatir el linfoma.

trasplante autólogo de células hematopoyéticas (TCH autólogo)
Un tratamiento del cáncer que destruye la médula ósea y, luego, la reconstruye con sus células precursoras sanas. También se denomina tratamiento de dosis alta con rescate de células precursoras autólogas (TDA/RCMA). El tratamiento de dosis alta se utiliza para erradicar el cáncer y se necesita el rescate con células precursoras debido a los efectos tóxicos del tratamiento.

trasplante de células hematopoyéticas (TCH)
Un tratamiento del cáncer que sustituye la médula ósea y el sistema inmunitario de una persona por células de un donante para combatir el linfoma.

tratamiento complementario
Tratamiento para los síntomas o problemas de salud causados por el cáncer o por su tratamiento. También, algunas veces llamado cuidados paliativos o mejor tratamiento complementario.

Colaboradores de NCCN

Esta guía para pacientes se basa en NCCN Clinical Practice Guidelines in Oncology (NCCN Guidelines®) para el tratamiento de linfomas de linfocitos B, versión 2.2025. Fue adaptada, revisada y publicada con la colaboración de las siguientes personas:

Dorothy A. Shead, máster en Ciencias
Directora ejecutiva de Operaciones de Información para Pacientes

Tanya Fischer, máster en Educación, máster en Ciencia de Librería e Información
Redactora médica sénior

Susan Kidney
Especialista ejecutiva en Diseño Gráfico

El desarrollo de NCCN Clinical Practice Guidelines in Oncology (NCCN Guidelines®) para el tratamiento de linfomas de linfocitos B, versión 2.2025, estuvo a cargo de los siguientes miembros del panel de NCCN:

Dr. Andrew D. Zelenetz, PhD/presidente
Memorial Sloan Kettering Cancer Center

Dr. Leo I. Gordon, vicepresidente
Robert H. Lurie Comprehensive Cancer Center of Northwestern University

Dr. Jeremy S. Abramson, máster en Ciencias Médicas
Mass General Cancer Center

Dra. Ranjana H. Advani
Stanford Cancer Institute

Dr. Babis Andreadis, máster en Epidemiología Clínica
UCSF Helen Diller Family Comprehensive Cancer Center

Dra. Nancy L. Bartlett
Siteman Cancer Center, Barnes-Jewish Hospital and Washington University School of Medicine

Dra. L. Elizabeth Budde, PhD
City of Hope National Medical Center

Dr. Paolo F. Caimi
Case Comprehensive Cancer Center/ University Hospitals Seidman Cancer Center and Cleveland Clinic Taussig Cancer Institute

Dra. Julie E. Chang
University of Wisconsin Carbone Cancer Center

Dra. Beth Christian
The Ohio State University Comprehensive Cancer Center - James Cancer Hospital and Solove Research Institute

Dr. Sven DeVos, PhD
UCLA Jonsson Comprehensive Cancer Center

Dr. Bhagirathbhai Dholaria
Vanderbilt-Ingram Cancer Center

Dr. Luis E. Fayad
The University of Texas MD Anderson Cancer Center

Dr. Thomas M. Habermann
Mayo Clinic Comprehensive Cancer Center

Dr. Muhammad Saad Hamid
St. Jude Children's Research Hospital/ The University of Tennessee Health Science Center

Dr. Francisco Hernandez-Ilizaliturri
Roswell Park Comprehensive Cancer Center

Dr. Boyu Hu
Huntsman Cancer Institute, University of Utah

* Dra. Yasmin Karimi
University of Michigan Rogel Cancer Center

Dr. Christopher R. Kelsey
Duke Cancer Institute

Dra. Rebecca King
Mayo Clinic Comprehensive Cancer Center

Dr. Justin Kline
The UChicago Medicine Comprehensive Cancer Center

Susan Krivacic, máster en Asuntos Públicos
Consultora

* Dra. Ann S. LaCasce, máster en Ciencias Médicas
Dana-Farber/Brigham and Women's Cancer Center

Dr. Daniel J. Landsburg
Abramson Cancer Center, University of Pennsylvania

Dra. Megan Lim, PhD
Memorial Sloan Kettering Cancer Center

Dr. Marcus Messmer
Fox Chase Cancer Center

Dra. Rachel Rabinovitch
University of Colorado Cancer Center

Dr. Praveen Ramakrishnan, máster en Ciencias
UT Southwestern Simmons Comprehensive Cancer Center

* Dra. Erin Reid
UC San Diego Moores Cancer Center

Dr. Kenneth B. Roberts
Yale Cancer Center/Smilow Cancer Hospital

Dr. Hayder Saeed
Moffitt Cancer Center

Dr. Naoyuki G. Saito, PhD
Indiana University Melvin and Bren Simon Comprehensive Cancer Center

Dr. Stephen D. Smith
Fred Hutchinson Cancer Center

Dr. Lode J. Swinnen, licenciado en Medicina y Cirugía
Johns Hopkins Kimmel Cancer Center

Dr. Joseph Tuscano
UC Davis Comprehensive Cancer Center

Dra. Julie M. Vose, máster en Dirección de Empresas
Fred & Pamela Buffett Cancer Center

NCCN

Mary Dwyer, máster en Ciencias
Directora ejecutiva de Operaciones de Guías

Hema Sundar, doctora en Ciencias de la Salud
Gerente sénior de Contenido Clínico Global

* Revisaron esta guía para pacientes. Para divulgaciones, visite NCCN.org/disclosures.

Centros oncológicos de NCCN

Abramson Cancer Center,
University of Pennsylvania
Filadelfia, Pensilvania
+1 800.789.7366 • pennmedicine.org/cancer

Case Comprehensive Cancer Center/
University Hospitals Seidman Cancer Center and
Cleveland Clinic Taussig Cancer Institute
Cleveland, Ohio
UH Seidman Cancer Center
+1 800.641.2422 • uhhospitals.org/services/cancer-services
CC Taussig Cancer Institute
+1 866.223.8100 • my.clevelandclinic.org/departments/cancer
Case CCC
+1 216.844.8797 • case.edu/cancer

City of Hope National Medical Center
Duarte, California
+1 800.826.4673 • cityofhope.org

Dana-Farber/Brigham and Women's Cancer Center |
Mass General Cancer Center
Boston, Massachusetts
+1 877.442.3324 • youhaveus.org
+1 617.726.5130 • massgeneral.org/cancer-center

Duke Cancer Institute
Durham, Carolina del Norte
+1 888.275.3853 • dukecancerinstitute.org

Fox Chase Cancer Center
Filadelfia, Pensilvania
+1 888.369.2427 • foxchase.org

Fred & Pamela Buffett Cancer Center
Omaha, Nebraska
+1 402.559.5600 • unmc.edu/cancercenter

Fred Hutchinson Cancer Center
Seattle, Washington
+1 206.667.5000 • fredhutch.org

Huntsman Cancer Institute, University of Utah
Salt Lake City, Utah
+1 800.824.2073 • healthcare.utah.edu/huntsmancancerinstitute

Indiana University Melvin and Bren Simon
Comprehensive Cancer Center
Indianápolis, Indiana
+1 888.600.4822 • www.cancer.iu.edu

Johns Hopkins Kimmel Cancer Center
Baltimore, Maryland
+1 410.955.8964
www.hopkinskimmelcancercenter.org

Mayo Clinic Comprehensive Cancer Center
Phoenix/Scottsdale, Arizona
Jacksonville, Florida
Rochester, Minnesota
+1 480.301.8000 • Arizona
+1 904.953.0853 • Florida
+1 507.538.3270 • Minnesota
mayoclinic.org/cancercenter

Memorial Sloan Kettering Cancer Center
Nueva York, Nueva York
+1 800.525.2225 • mskcc.org

Moffitt Cancer Center
Tampa, Florida
+1 888.663.3488 • moffitt.org

O'Neal Comprehensive Cancer Center, UAB
Birmingham, Alabama
+1 800.822.0933 • uab.edu/onealcancercenter

Robert H. Lurie Comprehensive Cancer
Center, Northwestern University
Chicago, Illinois
+1 866.587.4322 • cancer.northwestern.edu

Roswell Park Comprehensive Cancer Center
Búfalo, Nueva York
+1 877.275.7724 • roswellpark.org

Siteman Cancer Center, Barnes-Jewish Hospital
and Washington University School of Medicine
San Luis, Misuri
+1 800.600.3606 • siteman.wustl.edu

St. Jude Children's Research Hospital/
The University of Tennessee Health Science Center
Memphis, Tennessee
+1 866.278.5833 • stjude.org
+1 901.448.5500 • uthsc.edu

Stanford Cancer Institute
Stanford, California
+1 877.668.7535 • cancer.stanford.edu

The Ohio State University Comprehensive Cancer Center -
James Cancer Hospital and Solove Research Institute
Columbus, Ohio
+1 800.293.5066 • cancer.osu.edu

The UChicago Medicine Comprehensive Cancer Center
Chicago, Illinois
+1 773.702.1000 • uchicagomedicine.org/cancer

The University of Texas MD Anderson Cancer Center
Houston, Texas
+1 844.269.5922 • mdanderson.org

UC Davis Comprehensive Cancer Center
Sacramento, California
+1 916.734.5959 • +1 800.770.9261
health.ucdavis.edu/cancer

UC San Diego Moores Cancer Center
La Jolla, California
+1 858.822.6100 • cancer.ucsd.edu

UCLA Jonsson Comprehensive Cancer Center
Los Ángeles, California
+1 310.825.5268 • uclahealth.org/cancer

UCSF Helen Diller Family
Comprehensive Cancer Center
San Francisco, California
+1 800.689.8273 • cancer.ucsf.edu

University of Colorado Cancer Center
Aurora, Colorado
+1 720.848.0300 • coloradocancercenter.org

University of Michigan Rogel Cancer Center
Ann Arbor, Míchigan
+1 800.865.1125 • rogelcancercenter.org

University of Wisconsin Carbone Cancer Center
Madison, Wisconsin
+1 608.265.1700 • uwhealth.org/cancer

UT Southwestern Simmons
Comprehensive Cancer Center
Dallas, Texas
+1 214.648.3111 • utsouthwestern.edu/simmons

Vanderbilt-Ingram Cancer Center
Nashville, Tennessee
+1 877.936.8422 • vicc.org

Yale Cancer Center/Smilow Cancer Hospital
New Haven, Connecticut
+1 855.4.SMILOW • yalecancercenter.org

Comparta su opinión con nosotros.

Complete nuestra encuesta y contribuya para que NCCN Guidelines for Patients sea mejor para todos.

NCCN.org/patients/comments

Notas

Índice

Made in the USA
Monee, IL
05 November 2026

67382280R10055